APOLOGIE POVR Mr. DVNCAN DOCTEVR EN MEDECINE.

Contre LE TRAITTE DE LA Melancholie.

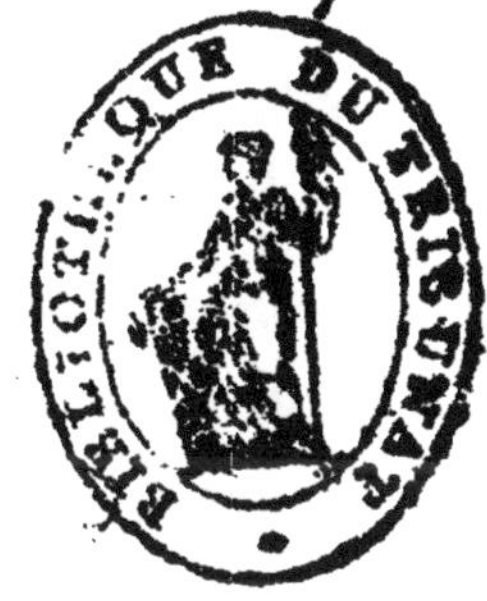

Tiré des Reflexions du Sr. de la Mre

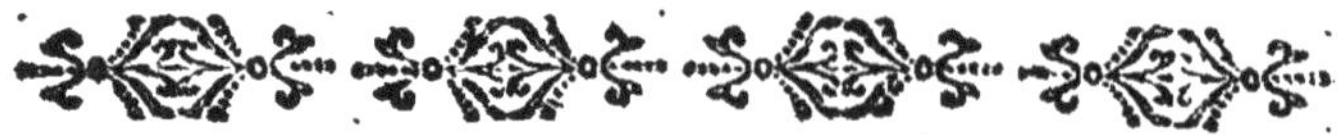

AV LECTEVR.

SI l'on ne pouuoit parler pour Mr. Duncan ſans accuſer les RR. de Loudun, ou diſputer contre la verité de leur poſſeſſion; I'aimerois mieux abandonner ſa cauſe, que d'écrire à leur deſauantage & contre mon ſentiment. Mais puiſque la poſſeſſion peut eſtre veritable ſans qu'il ſe ſoit trompé, & les RRes. innocentes ſans qu'il ſoit coupable, perſonne à mon auis ne doit trouuer mauuais que ie prenne ſa defence, & que ie face pareſtre qu'il n'a pas tant PERSECVTE leur INNOCENCE que celuì qui la trahie par de foibles Raiſons, & qui s'eſt imaginé qu'ell'auoit beſoin du ſecours de ſa plûme.

A la verité s'il euſt voulu répondre luy meſme, ie ne luy euſſe pas fait ce tort que d'entreprendre vne chose de laquelle il se fût sans comparaison mieux acquité que moy, mais puis qu'il ne iuge pas le Sr. de la Mre. digne de sa colere, & qu'il tient à faueur de n'estre pas à son Goust, i'ay crû que i'estois obligé de dire quelque chose pour la defence d'vn escrit qu'il m'a fait l'honneur de m'adresser autrefois, plûtost pour me rendre raison de ses doutes que pour chocquer ou detruire ma creance.

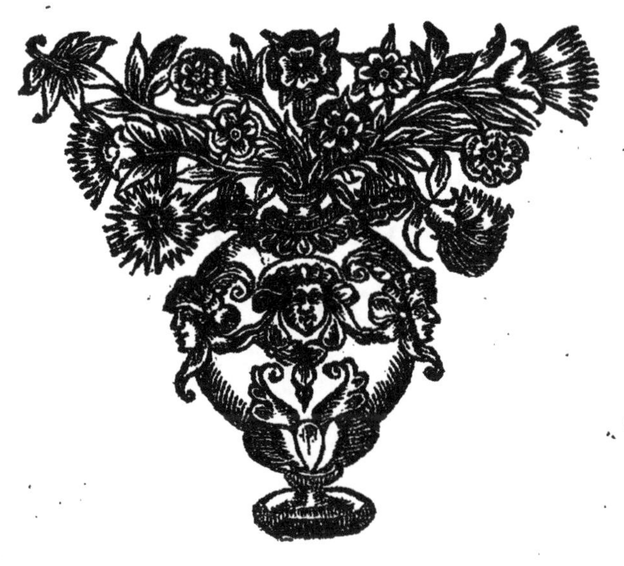

APOLOGIE
POVR. Mr. DVNCAN
DOCTEVR EN MEDECINE,
Contre
LE TRAITTÉ DE LA MELANCHOLIE,

Tiré des Reflexions du Sr. de la Menardiere.

LES grands Capitaines ne font iamais pareſtre plus de Sageſſe & de conduite, que lors qu'ils font la guerre auec peu de forces en vn paîs étranger dont ils ne connessent pas les detours ni les Auenuës: Car en cette occasion ils ramassent leurs Troupes, & les font marcher si bien vnies, que l'Ennemi ne peut tirer auantage de leur foiblesse, ni les combatre separées.

Le Sr. de la M[re] n'a pas suiui cette maxime, car ayant armé pour le secours des R. de Loudun contre la Tyrannie d'vn Esprit incredule: Il a diuisé ses forces, &

ſans conſiderer qu'il lui falloit tenir des routes difficiles, & paſſer en des lieux* qui lui ſont autant inconnus qu'ils ſont ſignalez par les genereux exploicts de ſon ennemi; Il a detaché ſon Auantgarde, & l'a expoſée toute ſeule au danger d'eſtre defaite auant qu'elle puiſſe eſtre ſoûtenuë de l'Arriere-garde, où de la Bataille.

Au lieu d'employer la Prudẽce ou la Force lui manquoit, & d'appeller

* *La Philoſophie & la Medecine.*

Voyez la 4. page de ſa preface.

l'Artifice au ſecours de ſon impuiſſance; Il a fait des menaſſes vn an durant : & apres beaucoup plus de bruit que d'effet, il a paru en mauuais ordre, & s'eſt mis aux champs auec vn equipage qui ne reſpond point à ſon entrepriſe.

Cette faute a ſemblé ſi grande à quelques vns qu'ils n'ont pû s'imaginer qu'elle ait eſté commiſe par vn Homme qui ſe vante de conneſtre dauantage que les autres;

De ſorte qu'apres auoir ſoigneuſement obſerué ſa demarche, & ſa contenance, ils ſe ſont perſuadez qu'il auoit d'autres intentions que celles qu'il fait pareſtre, Et tant s'en faut qu'ils l'accuſent d'auoir failli contre le iugement & le deuoir d'vn bon Capitaine, qu'ils croyent au contraire qu'il a vſé d'vn ſtratagême que les plus ruſez ont coûtume de pratiquer, lors qu'ils donnent l'alarme à vne place pour couurir le desſein qu'ils ont ſur vn autre.

Ce qui les a fortifiez dans cette penſée, c'eſt qu'ils ont remarqué qu'il épargne celuy contre lequel il a prins les armes, qu'il l'attaque de paroles & le fauoriſe en effect, qu'il a du pire à toutes rẽcontres, & ſe porte ſi lâchement par tout, qu'il dõne ſujet de ſoubçonner ſa Fidelité, & de croire qu'il veut perdre le party duquel il fait ſemblant de prendre la defenſe.

Pour moy ie ne ſuis pas de cet auis, car pour dire les choſes comme elles ſont; Encore que ie voye bien que l'entrepriſe du S. de la M[re] eſt deſauantageuſe aux R. de Loudun, & qu'il n'y a rien dans tout ſon Liure qui face pour elles, ny contre M. Ducan, que le Titre; Ie ſçay pourtant de bonne part qu'il n'a point deguiſé ſon intention ; & que s'il ne l'a mieux conduite c'eſt pluſtoſt par imprudence que par malice.

L'on me dira, qu'il fait tout le contraire de ce qu'il a promis ; qu'il s'engage dans des diſcours inutiles ; que les Auteurs qu'il cite le condannent; qu'il détruit d'vne main ce qu'il bâtiſt de l'autre; Ie l'auouë, mais tout cela s'eſt fait à la bonne foy, & ſans deſſein de tromper perſonne ; *ce ſont les productions* * *d'vn Eſprit naturellement exempt des Loix de la Raiſon, & ſi ialoux de ſa*

* *Voyez fin la de ſa preface*

liberté ; quil ſe donne la licence de renuerſer les Regles de la Medecine , & corrompre les Principes de la Philoſophie.

Ces propoſitions pourront étonner ceux qui n'ont leu ſon liure qu'en paſſant,ou qui n'ont conſideré que la beauté du ſtyle & du langage;mais i'ay dequoy les prouuer ſi clairement,que perſonne ne me pourra reprocher d'en auoir auancé vne ſeule, qui ne ſoit veritable à la lettre, & ſans Hyperbole.

Et pour garder de l'ordre en vne chose qui n'en a point du tout ; I'ay reduit tout son discours à six poincts.

Au I. *il accuse* M Duncan *de s'estre egaré dans vne opinion ridicule, & qui n'est fondee que sur l'Autorité de Pomponace.*

Au II il soustient premierement, *Que les Femmes n'ont point de disposition à la* Melan*cholie.* 2. *Que toute* Mel*ancholie est chaude & seiche.* 3. *Que l'Hypochondriaque est la plus froide* *de toutes.*

Au III. *Que l'on ne peut croire, que les* RR. *de* L. *soient trauaillees de cette espece de* Melancholie *qui est propre au* Cerueau, *d'autant qu'elle ne se faict point sans* Inflammation, *& que l'*Inflammation *de cette partie n'est pas plus possible que de voir du* Feu *brûler dans vne* Riuiere *sans artifice.*

Au IV. Il fait vn long discours de la force de l'Imagination, & pour conclusion il maintient. *Que c'est vne* Faculté *tellement priuilegiee qu'elle ne peut faillir, ny estre blessee.*

Au V. *Que la Melancholie peut faire deuiner les choses à venir par des visions anticipees, & sans reuelation.*

Au VI. *Que la Melancholie est vn des plus dangereux maux qui puisse attaquer la vie, & que les Hypochondriaques ne se font point de mal.*

Voila toute la force de ce grand secours promis à l'INNOCENCE PERSECVTEE. Voila ces particulieres Connessances, & ces Reflexions tant attendues : En vn mot ce ſont les Propoſitions que ie veux Examiner les vnes apres les autres, parlant à luy meſme pour euiter beaucoup d'ennuieuſes redittes auſquelles ie ſerois obligé, ſi ie le traittois en troiſiéme perſonne.

Et affin qu'il ne ſe couure point de l'autorité des Medecins & des Philoſophes qu'il a citez ; Ie feray ſur la fin vne Reueuë particuliere de ſes Marges, pour donner à connestre quelle creance on doit auoir en vn Auteur qui n'en a produit aucun qui ne soit directement contre luy, & qui raporte des passages sans les entendre.

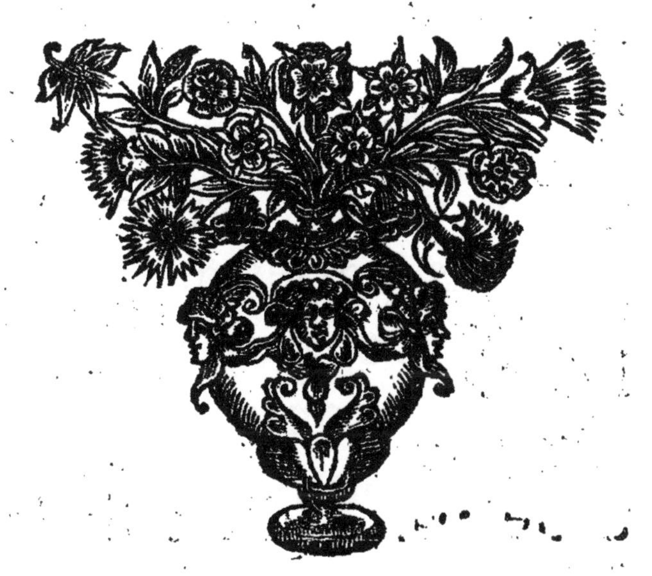

EXAMEN
DV I. POINT.

Ie ne m'estonne pas de ceux qui sans connessance des temperamens de nos corps, attribuent à l'humeur noire les actions des possédées ; car cela est ordinaire à ceux qui ne se tiennent pas dans les bornes de leur mestier de faire de grandes fautes en matiere de Iugemens, quand ils veulent faire les grands esprits : Mais sans menti ie trouue étrange qu'vn homme du merite de M. Duncan soit égaré dans cette opinion ridicule, &c.

Ce sont les paroles du Sr. de la Mre.

ENcor qu'il fust tres facile de faire vostre liure, & traitter amplement de la Melancholie sans parler de M. Duncan; cependant vous auez voulu commencer par luy, & ouurir la dispute par des iniures;

pour ſaire croire au mõde que vous eſtes vn grand Perſonnage, puiſque vous auez bien la hardieſſe de l'attaquer ſi bruſquement.

Cette Ardeur ſi grande de vous declarer contre luy ſans neceſſité, n'eſt pas vne petite marque de l'eſtime que vous faites de ſon Merite; Elle fait bien iuger que ce n'eſt pas tant le zele que vous auez pour la poſſeſſion, qui vous a mis la plume à la main, que l'enuie de paroiſtre par l'oppoſitiõ d'vn ſçauant homme; Et ceſte paſſion vous a tellement aueuglé, qu'elle vous a faict commettre dés la premiere page vne faute de Iugement, & vne Iniuſtice.

La premiere conſiſte en voſtre Etonnement, car ſi M. D. a tâché de rapporter aux cauſes naturelles quelques vns des ſignes qui vous ſemblent extraordinaires, vous ne deuez pas trouuer cela ſi étrange que ſi vn Ignorant l'auoit entrepris; Puiſque * c'eſt le propre des Sçauans & des Sages de ſe deffendre de croire des choſes ſurnaturelles tant que la Raiſon & la Philoſophie le permet; Et qu'il n'appartient qu'aux ignorans de publier des Miracles ſans neceſſité, & les receuoir ſur de legeres apparences.

* *In cauſis reddendis, non ſtatim ad Deũ cauſam ſupremam confugiendum, neque credendũ Deũ ſine cauſa miracula edere. Senn. lib. 3. part. 7.*

La ſeconde pareſt en ce que vous le condannez ſans l'oüir, & au lieu de le conuaincre par ſes paroles, vous les diſſimulez , pour empeſcher qu'on ne conneſſe le tort que vo⁹ auez de le traitter de Ridicule.

Pour la faute de Iugement ie l'excuſe ; (*parce que cela eſt ordinaire à ceux qui veulent faire les grands Eſprits , de faire de grandes fautes en matiere de Iugemens*) : Mais l'Iniuſtice ie ne la puis ſouffrir , car vous l'accuſez d'vne choſe à laquelle il n'a iamais penſé ; & il ne ſe trouuera point qu'en aucun lieu de ſon liure il ait dit ; *que les actions des poſſedees n'appartiennent qu'à la Melancholie.*

C'eſt dequoy ie le veux iuſtifier en ce premier point, auquel ie pretens prouuer contre vous qu'il a parlé de cette humeur plus modeſtement que vous meſme, & qu'il n'en a rien écrit, qui ne ſoit appuyé ſur de meilleurs fondemens que l'erreur populaire, ou l'Autorité de Pomponace. Voicy ſes propres

Termes.

Comme de douter s'il y peut auoir des Demoniaques c'est vne Impieté; Außi c'est vne ſimplicité großiere quand il s'agît d'vn particulier de croire qu'il ſoit poſſedé ſans preuues certaines; car l'humeur Melancholique produiſt quelque fois des effets qui paſſent pour ſurnaturels, non ſeulement au Iugement du Vulgaire, mais außi de quelques vns des Doctes.

Ce diſcours n'a rien de ridicule, ou qui ſente ſon Eſprit égaré; Car il eſt vray que l'humeur Atrabilaire a de tous tẽps excité des maladies ſi étranges que l'on a pris fort ſouuẽt les Melãcholiques pour Demoniaques à cauſe de la conformité de leurs ſymptomes?

C'eſt pour cela que no⁹

lisons dans le Rituel ; *ne facile credat aliquem à Dæmone obsessum, sed nota habeat signa quibus obsessus dignoscitur ab iis qui ATRA BILE laborant.* Et dans Valesius, *verisimile est plurimos eorum qui Dæmonis opinione ad Exorcistas deferuntur Dæmonem non habere sed morbis Melancholicis detineri.*

In Phil. sac.

Aristote a bien montré qu'il n'estimoit pas peu les forces de cette humeur, lors qu'il a dit qu'elle seule agite tous ceux qui paressent inspiritez.

Πολλοὶ δὲ διὰ τὸ ἐγγὺς εἶναι τοῦ νοεροῦ τόπου τὴν θερμότητα ταύτην, νοσήμασιν ἁλίσκονται μανικοῖς ἢ ἐνθουσιαστικοῖς, ὅθεν Σίβυλλαι καὶ οἱ ἔνθεοι γίνονται πάντες. *Problem. ſect. 30.*

Il attribue cette puiſſance à l'humeur noire, lors qu'elle conſtitue vn certain degré de Temperament naturel qui ne paſſe point encor les bornes de la ſanté, ὅταν μὴ νοσήματι γένωνται ἀλλὰ φυσικῇ κράσει *Lux ſicca anima ſapientior Heraclit.*

Que ſi en cet eſtat elle peut eſtre la cauſe de tant de merueilles ; Que ne fait-elle point quand elle eſt pouſſée d'vne chaleur étrangere? alors elle écume & deuient ſi maligne, qu'elle renuerſe l'œconomie du Corps,& trouble les principales fonctions de l'Ame: Elle a des ſaillies & des mouuemens ſi dereglez qu'ils approchent du miracle; C'eſt ainſi qu'en parle Hollier ſur les Aphor. *cum putruit Melancholicus ſuccus edit mille miracula*, Et Fernel, *facit immania & horrenda ſymptomata*; *Elle fait des ſymptomes horribles & prodigieux.*

C'eſt pour cela à mon

auis, que nous trouuons dans quelques vns de nos Medecins des Recettes, pour ceux qui ſont obſedez des malins Eſprits, Tel eſt l'Antidote appellé *Theodoretos Anacardios*, que *N Myrep.* * dit eſtre bon pour ceux qui ſont tourmentez des diables; Et cet autre raporté par *Actuar.* dans ſa Meth. *pro febre quartana laborantibus & à laruis ſeu Dæmoniis occupatis.*

Car ſi vous les conſiderez comme il faut, vous

* ϗ πρὸς πᾶσαν ἱερὰν νόσον. *Sect.* 1. *de Antid.*

trouuerez qu'ils sont composez de* Simples, qui n'ont autre Vertu que de fortifier les parties nobles, purifier le sang, réiouir les Esprits, & dissiper la Melancholie: D'où ie tire cette conclusion qu'ils n'ont en effet aucune proprieté naturelle * capable de chasser les Demõs; Mais qu'ils ont acquis cette reputation pour auoir gueri des Melancholiques qui estoient si cruellement agitez, qu'on

** Hæ res non agunt in dæmonem Physice. Campan. Vales.*

** Horum remedium est in Religione, non in Schola Galeni. Paracel.*

les traittoit comme Demoniaques, & on les croyoit tels pour la rareté de leurs ſymptomes, *Agitaui diu mecū quænā foret ratio cur homines ſæpe ita à rationali abeunt ſenſu, vt mira quædam ac ſtupenda illis contingant, comperi denique parte plurimâ hoſce effectus admirabiles adeo, atque inopinabiles BILIS ATRÆ quam Melancholiam vocant, vitio prouenire.* Rhodig. Antiq. lect. lib. 9. c. 24.

Puis qu'il eſt vray que la Melancholie a des effets ſi rares, qu'il n'eſt pas aiſé de les diſtinguer d'auec ceux qui ſuiuent ordinairement la Demonomanie ; Qui doutera qu'elle ne doiue eſtre cõſideree quand il s'agît d'vn fait particulier qui paſſe le commun? Si pour cela vous accuſez M. D. de s'eſtre égaré, vous l'eſtes vous meſme du ſens commun, & ne prenez pas garde qu'en le blâmant d'impieté, vous offenſez la Memoire d'vn grand Cardinal * duquel il a emprunté les paroles deſquelles il s'eſt

* Mirabilis eſt omnino humoris melancholici natura, & ad miras diſpoſitiones, & OCCVLTAS QVALITATES recipiendas aptiſſima Senn. lib. 3. pract. med. sect. 2.

* Le Card. d'Oſſat en la 52. de ſes Lettres par. 2.

ſeruy.

Il n'eſt pas allé iuſques à maintenir que cette humeur a le pouuoir de faire parler des langues inconnuës ; Et pourtant quand il auroit auancé cette propoſition, vous n'auriez pas droit pour cela de luy reprocher *qu'il eſt tombé dans vne Erreur populaire*, puis qu'il la pourroit defendre par des Exemples, & des Raiſons que ie ne deduiray point icy, puiſque ni luy ni moy ne ſommes

* *Sunt qui ſcribant mulierem illiteratam dum atra bile agitaretur latine loqui cõſueuiſſe, ceſſante verò ægritudine non quiuiſſe.* *Rhodig. Leuinus Lemn. 2. de ſecret. mir. Eraſm. in Encom. med. Vuer. Riolan. & multi alij.*

de cet auis.

Au lieu de prendre cette voye dans laquelle il n'euſt pas marché le premier, il eſt demeuré d'accord de tous les ſignes raportez dans le Rituel ; Et a ecrit de ſorte qu'il eſt facile à voir, qu'il eſt preſt de reconnoiſtre vne cauſe ſurnaturelle à Loudun, s'il eſt vray que ces Filles entendent les Langues étrangeres, ou qu'elles Reuelent les choſes occultes ; Mais vous ſans conſiderer combien vous eſtiez obligé de vous tenir ſerré, vous auez hardiment ſouſtenu, *Que la Melancholie eſt aſſez puiſſante pour faire predire les choſes à venir par des viſions anticipees, & ſans Reuelation*; Si cela eſt vous ne lui pouuez denier la faculté de faire parler vn Idiome inconnu. Parce que; *Maius eſt præuidere futura, quam inaudita loqui.*

* Riolan. in Comment. de Abdit.

Ie feray voir en ſon * lieu à quelle conſequence tire

* En examinant le 5 point.

ceтte ſaillie, & pour quelles raiſons vous eſtiez obligé de ſuiure l'opinion contraire; Ie ne veux à preſent autre choſe ſinon vous faire remarquer par la comparaiſon de vos paroles & des ſiennes, *que vous en dites bien dauantage que celui que vous reprenez, & que voſtre diſcours approche plus de la doctrine de Pomponace que le ſien.*

Auant que de paſſer au ſecond Point ie veux examiner vne periode qui rempliſt toute la 4.

page de voſtre liure, laquelle a ſi peu de rapport auec celle qui la precede, & celle qui la ſuit, qu'on peut dire en verité, que c'eſt vne piece detachée de tout le reſte. Vous faites vne plaiſāte remarque en ces termes.

Ce qu'il dit des Melancholiques apres vn Grec & vn Arabe eſt ſubtil, mais encore que Aëce & Auicene diſent que ces pauures gens ont le Iugement peruerti, iuſques à croire qu'ils ont des Diables que leurs ennemis leurs enuoyent; Ils ne l'entendent que de ceux de qui les humeurs corrompues les emportent à ce point d'égarement & de folie.

Comme il n'y a point d'obſcurité dans le texte de Aëtius qui vous oblige d'y faire vn Commentaire, auſſi n'y a t'il point de ſubtilité au diſcours de M. D. qui merite d'eſtre éclaircie; Il n'a point detourné le ſens de cet Auteur, ny abuſé de ſes paroles, & comme s'il euſt preueu que vous le deuiez chicaner la deſſus, il a adioûté au Texte grec ces deux mots, (τῶν μελαγχολικῶν,) pour expliquer nettemẽt qu'il n'entendoit parler que des Melancholiques; Voyõs ſes paroles pour comprendre la ſincerité de

Τινὲς δὲ τὲ Δαίμονας ἀπὸ γοητειῶν τῶν ἐχθρῶν ἐπῆχθαι αὐτοῖς ὑπολαμβάνουσι.
C'eſt le texte de Aëtius.

ſon diſcours ; *Entre autres folles & extrauagantes imaginations des Melancholiques, Aëtius remarque que quelques vns d'eux croyent eſtre poſſedez des Demons, par les enchantemens de leurs ennemis.*

Sont les paroles de M. D. dans leſquelles le Sr. de la M. trouue de la ſubtilité.

Qui croira que cela ſe doiue appliquer à ceux qui ſont bien ſenſez ? cependant vous en auez peur, car vous auertiſſez le Lecteur de prendre garde à la Subtilité de ce diſcours, & ſe ſouuenir que Aëtius n'entend parler que de ceux qui ſont foux; *Sur*-quoy ie voudrois bien vous demander quelle difference vous faites de ceux qui ont le Iugemēt peruerti, d'auec ceux qui ſont foux? Si vous me répondez (comme il eſt vray) qu'il n'y en a point; I'auray ſujet de vo⁹ dire que c'eſt ſe mocquer de ceux qui liſent voſtre liure d'employer vne page toute entiere à leur donner auis que, *ce qui a eſté dit de ceux qui ont le Iugement peruerti, ne ſe doit entendre que de ceux qui ne ſont pas ſages.* C'eſt iuſtement comme ſi vo⁹ leur diſiez; *ne vous y trompez pas, car ce qui a eſté écrit par Aëtius de ceux qui ſont Malades, ne ſe doit entendre que de ceux qui ne ſont pas ſains.* Au reſte ce n'eſt point vne choſe rare de voir des Melancholiques qui s'imaginẽt que les diables les tourmentent; Hippocrate en fait mention au liure des maladies des Vierges. Aeginete en ces termes Τινὲς δὲ καὶ δοκοῦσιν ὑπό τινων μειζόνων ἐφαρᾶσθαι δυνάμεων καὶ προλέγειν τὰ ἐσόμενα.

Et vostre Campan. * *Deliria facit* ATRA BILIS, *ita vt Dæmones se videre credant.*

* Med.lib.6.

EXAMEN
DV II. POINT.

AVoir le Titre de vostre liure i'esperois que vous rapporteriez les plus notables actions qui se passent à Loudun, & que vous prouueriez directement qu'elles sont si étranges, que la Melan.

cholie ne peut en produi-duire de pareilles, ſi elle n'emprunte l'aide d'vn bon ou d'vn mauuais Eſprit. Mais au lieu de prẽdre cette voye qui eſtoit la ſeule que vous deuiez tenir, vous confeſſez plus qu'on ne veut des forces de cette humeur, & ne faites autre choſe que ſouſtenir *qu'il n'y en a point dedans ces filles, & qu'il n'y en peut auoir à cauſe de leur ſexe.*

Pour le prouuer vous faites trois propoſitions.

La 1. *Que les Femmes n'ont point de disposition à la Melancholie.* La 2. *Que toute Melancholie est chaude & seiche.* La 3.* *Que la Melancholie Hypochondriaque ne laisse pas d'estre fort chaude, encor qu'elle soit la plus froide de toutes.*

* *La 1. est conceuë en termes expres dãs la 4. & 5. page de vostre liure. Les deux autres dans la 13 Leur confirmation est depuis la 5. page iusques à la 26.*

Elles sont toutes trois contraires à l'Experiẽce, à la Doctrine des Medecins, & à la Raison.

Pour la 1. l'Experience nous apprend si manifestemẽt qu'elle est fausse, qu'il ne faut auoir aucune connessance, Ie ne dy pas de la practique de la Medecine, mais de ce qui se passe communement dans le Monde pour en douter; Car no⁹ voyons tous les iours des Femmes melancholiques ou furieuses, tellement preoccupées de leurs Imagitations, qu'il n'y a point de Raison qui les en puisse diuertir, vous pouuez à present connoistre ceste verité aux petites Maisons.

Aussi n'i a t'il point de

* L'autorité. Medecin* qui ait écrit de cette matiere qui ne face Au liv. des malad. des Vierges. mention des Femmes; Hippocrate en parle si clairement que l'on diroit qu'il a voulu faire vostre proces.

Φοβέονται οἱ ἄνθρωποι ἰσχυρῶς ὥστε παραφρονέειν καὶ ὁρῆν δοκέειν δαίμονας ἐφ᾽ ἑαυτῶν δυσμενέας, ἔπειτα ἀπὸ τῆς τοιαύτης ὄψιος πολλοὶ ἤδη ἀπηγχονίσθησαν.

Les Hommes & les Femmes delirent par fois de telle sorte, qu'ils s'imaginent voir des diables qui les tourmentent si cruellement que plusieurs se sont étranglez pour de semblables visions.

Il adioûte que cette Melãcholie est bien plus familiere aux Femmes qu'aux Hommes, parce qu'elles ont l'Esprit plus foible Πλέονες * δ' γυναῖκες ἢ ἄνδρες, ἀθυμοτέρη γὰρ καὶ ὀλιγοτέρη φύσις ἡ γυναικείη; Aristote semble auoir pris de cet endroit ce qu'il dit au 9. liure de l'Hist. des Anim. ἔστι δύσθυμον μᾶλλον τὸ θῆλυ τοῦ ἄρρενος καὶ εὐαπατητότερον.

* *Plures Mulieres quam viri.* NOTEZ.

Si les Femmes peuuent estre Maniaques, qui doutera qu'elles ne puissent estre Melancholiques? Or qu'elles puissent estre Maniaques, le mesme Hippoc. l'a dit expressement en l'Aphor. 40. du 5. liure.

Γυναιξὶν ὁκόσῃσιν ἐς τοὺς τίτθους αἷμα συστρέφεται μανίην σημαίνει.

Quibuscumque Mulieribus sanguis ad Mammas colligitur FVROREM significat.

Aretæus * le dit aussi en ces termes ἐμμαίνονται κότε καὶ γυναῖκες, *nonnunquam* Mulieres *FVROR* infestat.

* *De causis Diuter. affect. lib.* 1.

Galien au liu. *de Curat. per sang. miss.* dit que les Femmes sont suiettes a toutes sortes de Maladies, mais en particulier il écrit * qu'elles peuuent estre Melãcholiques par la suppression de leurs Mois. ὅτἀν ἐπέσχηται τις αἱμοῤῥοὶς, ἢ καταμήνια ταῖς γυναιξί. *3. de locis affect.

Aeginete * dit la mesme chose au liu. 3 chap. 14. De re med.

Trallianus rapporte l'Histoire de plusieurs Femmes qui ont esté Melancholiques, & de deux entre autres, dont l'vne s'imaginoit que le Monde estoit contenu dans son Doigt, & n'osoit reuerser la Main, de peur de ruiner l'Vniuers de fond en comble : l'autre croyoit ſi bien auoir aualé vn Serpent qu'on ne luy pût oſter cette Imagination, qu'en luy ſuppoſant vn Serpent dans le Baſſin dans lequel on la fiſt vomir.

Sennertus (apres auoir aſſeuré que cette maladie peut arriuer *omnibus naturis*,) fait vn * Chapitre expres de la Melancholie des Femmes, & dit qu'elle eſt fort familiere *Virginibus & Viduis*.

* *lib. 1. pract. medic. part. 2. cap. 13.*

Qui a t'il de plus clair que ce qu'en dit Arnault de* Vileneuue? *Qui Cor habent debile (vt MVLIERES) facilius incurrunt in Melancholiam.* I'ay leu la mesme chose dans Liebaut sur le Commẽtaire de l'Aphoris. * que vous auez cité dans la page 16. *Pusillanimitas & cordis langor qualis est in MVLIERIBVS, non parum confert ad timorem & moerorem.*

Vous voyez bien comme ie croy, que tous les Medecins sont contre

*De part. operat.

*C'est le 23. du 6. liure.

Par raison.

vous; Venons à la raiſon.

Pour monſtrer clairement qu'elle n'eſt pas de voſtre coſté, ie n'ay qu'a detruire la ſeconde & troiſieſme de vos propoſitions; Car elles ſeruent de fondement à la premiere, & ſi ie puis vne fois iuſtifier que toute *Melancholie ne vient pas de chaleur & ſeichereſſe*, i'auray ſuffiſamment prouué, *qu'elle n'eſt pas tant incompatible auec le temperament des Femmes comme vous dites.* Pour y paruenir.

Ie ſuppoſe que le mot (MELANCHOLIE) ſignifie deux choſes. 1. Vne Maladie. 2. Vne Humeur; La Maladie a pris le nom de l'humeur qui luy ſert de Matiere, & n'eſt autre choſe *qu'vn delire ſans Fieure, accompagné le plus ſouuent de crainte & de triſteſſe.*

Nous ſommes d'accord de la nature & de la definition de cette maladie; Mais no⁹ differons tout à fait quant à ſa Cauſe; Car vous dites *qu'elle vient toûiours d'vn excés de chaleur qui enflame les deux Choleres;* Et moy ie souſtiens que non.

Pour connoiſtre combien vous eſtes trompé en cela , il faut ſçauoir que ce mot (Melancholie) lors meſme qu'il eſt pris pour vne Humeur, peut ſignifier deux choſes. *Le Suc melancholique: Et l'humeur Atrabilaire*; Cette derniere ſe fait du premier lors qu'il eſt brûlé & rôty;ou bien par l'aduſtion du Sang, ou de la

Bile iaûne, & s'appelle Μέλαινα χολή. Mais le Suc melancholique (c'est à dire cette Humeur noire qui n'a point encore esté embrazée, ni recuite) retient toûiours son nom, & s'appelle μελαγχολικὸς χυμός.

Cela supposé; Il est facile de vuider la Question qui est entre nous, au moins si vous en voulez croire *les Genies de l'Echole Grecque & Latine* : Car encor que ie confesse que la Melancholie (que ie prẽdray desormais pour vne maladie & non pour vne Humeur) arriue souuent par l'adustion de la Bile iaune, du Sang, ou du Suc melancholique; Ie nie pourtant que ce soit toûiours, & soûtiens contre vous *que fort souuent elle n'a point d'autre cause, que l'Abondance du Suc melancolique qui est froid & sec.*

En cette proposition qui est contraire à la vostre, i'ay deux choses à prouuer. La 1. Que le Suc melancholique est froid. La 2. Qu'il eſt capable de cauſer la Melãcholie ſans eſtre brûlé ny enflamé.

Vous ne pouuez nier qu'il ſoit froid & ſec, ſans contredire aux principes de la Phyſiologie qui nous apprend que de quatre Humeurs qui cõpoſent & nourriſſent noſtre Corps, il y en a vne qui répond en qualitez, à la Terre, & à l'Autumne ; par ce qu'elle eſt froide & ſeiche; C'eſt vn Suc épais en conſiſtence,

Qu'il eſt froid.

froid & ſec en ſon temperament, ainſi que le décrit Fernel au l. 6. de la Phyſ. *Pars ſanguis quæ craſſa, frigida & ſicca eſt, melancholicus Succus appellatur; Hanc Medicorum præcipui viſi ſunt* Μέλαιναν καλεῖν χυμὸν ἢ μέλαιναν χολήν.

Gorræus ſur le mot μελαγχολία en parle de la meſme façon; *Cum duæ ſint humoris melancholici differentiæ, vnus frigidus & ſiccus, alter calidior, &c.*

Cela eſt prins de Galien au l. 3. de *locis affectis*, où il dit *qu'il y a deux nota-*

bles differences de cette Humeur, dont l'vne est cõme la Lie du Sang grossiere & épesse semblable à la lie de Vin, l'autre est plus subtile, acre & mordicante, &c.

Il appelle la premiere Suc melãcholique; par ce qu'elle n'est pas encore Atrabilaire καλεῖν αὐτὸν εἴωθα μελαγχολικὸν χυμὸν μέλαιναν γὰρ χολὴν οὐδέπω δικαιῶ τὸν τοιοῦτον ὀνομάζειν ; *I'ay de coûtume de l'appeller Suc melancholique parce qu'il ne merite pas encor le nom d'Atrabilaire.*

Or que ce Suc froid & noir puisse causer la

Qu'il cause la Melancholie.

Melancholie ſans eſtre embrazé, le meſme Auteur l'enſeigne au meſme endroit, ὅταν πλεονάζει μελαγχολίαν ἐργάζεται *quando abundat melancholiam facit.*

Et au 2. liure des cauſes des Sympt. il dit *que les delires melancholiques ſont cauſez par vn Suc froid.* Μόναι δὲ αἱ μελαγχολικαὶ καλούμεναι παραφρόσυναι ψυχρότερον ἔχουσι τὸν αἴτιον χυμόν.

Andernacus y eſt exprés, *les vns*, dit-il, *s'imaginent eſtre vne Montagne, les autres des chiens, & toutes ces eſpeces de Melancholie viennent d'vne Humeur froide,*

Et hæ melancholicæ dementiæ ſpecies originem à FRIGIDO HVMORE traxerunt. * Comment. 1. dialog. 8.

Ie ne m'étōne pas beaucoup que vous n'ayez pas pris garde quelle étoit l'Opinion de ces Auteurs (car vous ne les auez pas leus) mais ie trouue fort étrange, que vous ayez cité Hollier & Aetius, qui depoſent ſi nettement contre vous que ie veux bien m'en rapporter à ce qu'ils en diſent.

La Melancholie, dit Hol-

H

lier, *ſe fait par vne Intemperie froide & ſeiche, & vne Humeur de meſme temperament.*

Qu'en penſez-vous? direz-vous encor que cet Auteur eſt de voſtre party? Ecoutez comme il en parle vn peu plus bas, *vulgaris opinio nobis haudquaquam ita videtur accipienda quaſi Melancholia ſemper ab Intemperie Frigida oriatur.* comme s'il diſoit, *Encor que ie ſcache biẽ que cette Maladie vient fort ſouuent d'vne intemperie froide, cependant ie ne ſuis pas de l'auis de ceux qui croyent qu'elle ne ſe fait point autrement.*

Aetius ne vous fauoriſe pas dauantage, car au meſme endroit que vo⁹ auez cité il dit *que les Melancholiques ſouffrent certains ſymptomes qui ne leur arriuent que par la Froideur de la melancholie.*

Si ie vous fay voir qu'Ariſtote vous condanne, ie m'aſſure que vous n'appellerez pas de ſon Iugement, par ce qu'ē la page 104. vous dites *qu'il n'y a point d'Auteur si puissant que lui pour faire impression sur l'Esprit des Doctes.*

Il appelle fort souuēt le Suc melancholique, & l'humeur Atrabilaire d'ū mesme nom, c'est à dire Μέλαινα χολή, mais il reconnoist qu'il y en a de deux sortes, l'vne froide tout à fait, & l'autre extremement chaude.

Διὰ μὲν τὸ ἀνώμαλον εἶναι τὴν δύναμιν τῆς μελαίνης χολῆς, ἀνώμαλοί εἰσι οἱ μελαγχολικοὶ καὶ γὰρ ψυχρὰ σφόδρα γίνεται καὶ θερμὴ Pour ce, dit-il, *que cette Humeur noire n'est pas d'vne mesme facon, & qu'elle* *a des qualitez opposees & differentes, les Melancholiques ne ressemblent pas les vns aux autres; Et cette difference vient de ce que cette* Humeur *est quelque fois * extremement froide, & d'autres fois fort chaude.*

* Notez ψυχρὰ σφόδρα:

Aioûtons à ces témoignages vne Raison; *La Melancholie est vn delire sans fieure auec * crainte & tristesse; De toꝰ les Sucs il n'y en a point de si puissant pour causer vne alienation d'Esprit auec peur & tristesse que le Melãcholique froid & sec; Il est donc euident*

* *Delirium sine febre, cum metu & mœstitia.*

qu'il n'y en a point de plus capable de causer la Melancholie que celuy la; Si vous en doutez, considerez quelles sont ses qualitez, premieres & secondes. Il est froid & sec, noir & épais; Y a t'il rien de si puissant pour alterer la bonne complexiõ du Cerueau, & troubler la pureté des Esprits? *Sufficit* (dit vostre Sennertus) *ad Melancholiam generandam si spiritus animales naturalem puritatem & luciditatem amittant.*

Si cela eſt, il faut conclure que le Suc melancholique a bien mieux les conditions neceſſaires à produire la Melancholie que vos choleres brûlées ; Puiſque par ſa froideur il diminue la quantité des Eſprits, par ſa ſeichereſſe il les rend capables de conſeruer long temps l'eſpece d'vne forte & opiniatre Imagination, & par ſa noirceur il les priue de leur clarté & ſubtilité naturelle.

Vo⁹ me direz(cõme vo⁹ faites en la 8. page de vostre liure) *que cette Humeur n'est pas froide de soy, & encor que les symptomes qu'elle produit portent les couleurs d'une Cause extremement froide, que c'est par accident seulement, & en consequence d'une chaleur étrangere.*

Ie répons que c'est en cela que vo⁹ vous trompez; car lors que ce Suc froid & noir, remplit les venes, ou le Cerueau, il excite des Symptômes melancholiques par soy meſme, ſans emprunter le ſecours d'aucune chaleur immoderée, ni inflammation precedente.

Cela eſt clair dans Galien & dans Ariſtote, car lors qu'ils veulent ſignifier qu'il fait la Melancholie par ſa quantité, ils diſent ὅταν πλεονάζει ὅταν ὑπερβάλλει; mais pour ſpecifier les accidens qui arriuent lors qu'il eſt enflamé & Atrabilaire ils vſent de ces mots ἐὰν δ' ὑπερθερμανθῇ.

Aetius l'explique auſſi

bien nettement lors qu'il dit *Porro nigreſcit hic Humor ſupercalefactus, aliquando etiam ſuperfrigefactus ; nam quale quiddam patiuntur Carbones extincta flamma nigreſcentes, tale quiddam circa clarum ſanguinis colorem frigiditas facit; Et videmus quædam corpora liuida fieri & denigrari à frigiditate.*

Concluons donc, qu'il y a vn Suc melancholique qui eſt froid de ſa nature, & qui en cet état peut cauſer la Melancholie, & par conſequent qu'il n'eſt pas vray *que toute Melancholie ſoit chaude & ſeiche.*

Vous tâchez pourtant de confirmer cette propoſition * par vne autre, qui eſt encore moins raiſonnable. Vous argumẽtez, *à minori ad maius*, & dites, *Puis que la Melancholie Hypochondriaque, qui eſt la plus froide de toutes, eſt chaude, il faut que les autres le ſoint auſſi* Vôtre ſuppoſition neſt pas vraye, Car tant s'ẽ faut, que l'Hypochondriaque ſoit la plus

* *La 3. Propoſition eſt refutée.*

froide de toutes les Melancholies, qu'au contraire elle eſt la plus chaude; & afin que vous n'en puiſſiez douter.

*Cela s'entend Cæteris paribus.

Suppoſons (par exemple) qu'il y ait deux Melancholiques, dont la maladie ſoit cauſée par l'Abondance de ce Suc noir & terreſtre que i'ay prouué eſtre froid & ſec, & qu'il n'y ait autre difference entre eux, ſinon que l'vn ſoit frappé au Cerueau,* & qu'en l'autre la cauſe du mal ſoit côte-

*Idiopathicè.

nuë dans les Hypochondres. Il eſt conſtant que le premier eſt Melancholique purement & ſimplement par l'excés d'vne Intẽperie froide & ſeiche, & par la plenitude d'vne Humeur de meſme temperament, ſans qu'il ſoit beſoin que cette indiſpoſition ſoit reueillée par aucune * inflammatiõ ou chaleur immoderée, au contraire la ſeule quantité de ce mauuais *Suc* deregle les fonctions de l'Ame, & trouble l'Ima-

* *Cette ſuppoſition ſera prouuée clairement au 3. point.*

gination par la mauuaiſe Qualité qu'elle imprime aux eſprits.

*I*l n'en va pas de meſme du ſecōd; Car le Cerueau eſt aſſez bien temperé en luy ; Tout le mal qu'il ſouffre luy vient d'ailleurs , c'eſt à dire des entrailles qui ſont farcies d'Humeur melancholique, laquelle étant de ſoy froide, épeſſe & peſante, ne donneroit iamais à la Teſte, ſi elle n'eſtoit pouſſée par la chaleur qui l'attenuë

& luy ſert de vehicule. Ce n'eſt pas le plus ſouuent ſa ſubſtance qui occupe le ſiege de la Raiſon, ce ſont ſes vapeurs ſeulement, qui preſuppoſent de la chaleur pour eſtre faites & éleuees; Cela eſt ſi vray que lors que vous auez voulu prouuer par l'autorité des Medecins, que toute Melancholie eſt chaude, vous n'auez point allegué de paſſages que ceux qui parlent de la Melancholie Hypochõdriaque

en particulier, tellement que pour renuerſer vôtre troiſiéme propoſition ie ne vous en puis apporter de meilleurs que ceux que vous auez citez en la ſixiéme page de voſtre liure; Φλόγωσιν. *Vtramque Bilem exurentem.*
Inflammationem circa ſtomachum excertam.
Incendium cum rubore, &c.

Apres auoir prouué bien amplement que la ſeconde & troiſiéme de vos propoſitions ne ſont pas ſoûtenables; Ie pourroy vous conuaincre d'auoir mal à propos auancé la premiere; Car si toute Melancholie n'est pas chaude, les Femmes ont pour le mois quelque dispositiõ à celle qui est froide; Mais ie n'en veux pas demeurer là, par ceq; vo⁹ pourriez encor brouiller, & dire, qu'à la verité vo⁹ reconnoissez, que la Melancholie pût estre quelque fois l'effet d'vne Intemperie froide, *mais que vous n'entendez pas parler de celle la ; & que vous disputez seulement de cette Humeur prodigieuse qui ne fait des Mi-*

racles que par le moyen de la chaleur qui l'anime.

Outre que cette fuitte ne vous eſt pas permiſe, (par ce que vous parlez de toutes les Melancholies en general & ſans exception) elle vous eſt inutile; Car pour abattre les dernieres de vos defences, & ruiner vôtre diſcours ſans reſource; Ie ſoûtiens contre vous que les Femmes ſont ſujettes non ſeulement à la Melancholie froide, mais encor à celle qui ſe fait par

Que les Femmes ne ſont pas exemptes de la Melancholie qui procede de chaleur.

adustion, & qui se rafine & recuît par vne chaleur étrangere.

Pour éclaircir cette matiere. Ie suppose que les Hommes & les Femmes peuuent estre Melancholiques en deux façons, ou par vne complexion naturelle, ou par vne disposition contractée par accident. Ceux qui naissent de telle sorte que leur temperament panche du costé de la Melancholie, y sont naturellement suiets, par ce que cette Humeur a dominé dans les principes de leur generation. Au contraire ceux qui ſont tels par accident, ne ſont pas nez enclins à cette maladie , mais ils ont acquis vne ſeconde Nature par l'vſage des choſes melancholiques. C'eſt ce que veut dire Gal.

* Loc. cit. γεννᾶται δ' ὁ χυμὸς οὗτος ἐνίοις πολὺς ἢ διὰ τὴν ἐξ ἀρχῆς κρᾶσιν, ἢ δι' ἔθος ἐδεσμάτων εἰς τοιοῦτον χυμὸν μεταβαλλόντων,

* Loc. cit. Et Aetius , *Cognoſcere itaque oportet , quod duplex eſt Melancholiæ ſpecies , quidam enim ex natura , & ab*

initio atram bilem habent, quidam ex mala diæta poſtea id temperamentum acquiſiuerunt. Cela ſuppoſé.

Ie dy en premier lieu qu'il eſt vray que le temperament des Hommes a plus de diſpoſition à la Melancholie * naturelle que celuy des Femmes, par ce qu'il eſt pl⁹ chaud & moins humide, mais cela n'empeſche pas qu'il ne s'ẽ puiſſe trouuer quelques vnes entre les autres qui en ſoint atteintes, d'autant que toutes les

Femmes ne naiſſent pas ſi froides * & humides, qu'il ne s'en rencontre plusieurs dont le temperament eſt plus proche de celuy des Hommes que de celuy des Femmes, *ita verum eſt Mares Foeminis eſſe calidiores,* * *ut nihil impediat Foeminam aliquam viro aliquo eſſe calidiorem.*

* *Vous auez reconnu cette verité dans la page 109.*

* *Valeſ. in contron. med. & Phil.*

Cela eſt pris de Galien au 3. liure. *de pulſ. cauſis* c. 3. Car apres auoir dit que generalement parlant, les Hommes ont le poux plus grand que les Femmes, par ce qu'ils ſont plus chauds; Il aioûte *que cela n'eſt pas toûiours vray, comme par exemple, ſi on compare vn Homme froid auec vne Femme* BILIEVSE *& robuſte. Cæterum ſecundum aliquas differentias præter naturam in Muliere pulſum reperies quam in viro longe maiorem, vt* * *ſi hominem frigido præditum temperamento, molliterque educatum cum bilioſa* * *viragine conferas.* C'eſt de cette Melancholie naturelle qu'Ariſtote croyoit

* Φλεγματικώτερον φύσει.

* παραβαλλόμενον γυναικὶ χολωδεστέρα καὶ ξηροτέρα. Notez.

queles Sibiles & les Bacchantes estoient émeuës, lors qu'il a dit qu'elles auoient τὴν θερμότητα ταύτην μὴ νοσήμαλι, ἀλλὰ φυσικῇ κράσει, & Ballonius rapporte l'Histoire d'vne Femme qui estoit naturellement melãcholique. *Dubitabamus num à liene morbus esset, quia Virgo erat NATVRA Melancholica.*

Consiliorum med. lib. 2. hist. 4.

Ie dy en second lieu que la Melancholie qui vient par accident, tant chaude qu'elle puisse estre, est du moins aussi familiere aux Femmes qu'aux Hommes. Elles naiſſent à la verité communement parlant, auec des diſpoſitions contraires à la chaleur & à la ſeichereſſe, mais auſſi il y a tant de choſes qui peuuent changer en elles cette complexion naturelle, que pour dire qu'elles ne peuuent eſtre Melãcholiques, il faudroit ſoûtenir que leur temperamẽt eſt inalterable, & à l'épreuue de toutes les cauſes qui les peuuent échauffer ; *Les Femmes* dites-vous *sont froides & humides*, que s'enſuit-il de là? que tant qu'elles demeureront en cet état elles ne ſeront point trauaillées de cette maladie chaude & ſeiche dont nous diſputons, mais cela ne prouue pas qu'elles y demeurent touiours, & qu'elles ne puiſſent paſſer à vne diſpoſitiõ contraire ; les veilles, les ieuſnes, la vie ſolitaire, la meditation, l'vſage des viandes chaudes, la cho-

* *Vita ſedentaria, ira, curæ mœrores, vigiliæ huic malo cauſam prabẽt.* Sennertus ὅτῳ ἐν ἀγρυπνίαις

lere, la triſteſſe, l'amour, la crainte, tout cela les peut échauffer, & rendre leur temperament ſuſceptible de la plus chaude manie.

ϗ πόνοις πλείοσι ϗ φροντίσι ϗ λεπτῇ διαίτῃ προσίῃ τημένοι τύχωσιν. *Gal. 3. de loc.*

Que ſi pour eſtre froides & humides elles ne pouuoient receuoir les diſpoſitions Melancholiques ou Atrabilaires, par ce qu'elles ſont contraires à leur conſtitutiõ, il faudroit par vne conſequẽce neceſſaire qu'elles ne fuſſent iamais trauaillées de fiéures ardentes,ou hectiques, d'Eryſipeles, de coliques bilieuſes, & autres maladies qui recõnoiſsẽt pour leur cauſe efficiẽte vne Intẽperie chaude & ſeiche.

Cette verité eſt confirmée par vne belle Sẽtence d'Hippo. au 6. des Epidem. *ſimiliter & biliosum & * ſanguineum Corpus atrabilariũ fit ſi non habeat euacuationem; Si les Corps pleins de ſang ſont priuez des euacuations qui leur ſont neceſſaires, ils ſe font auſſi bien* MELANCHOLIQVES *que les bilieux.* Peſez

* ὡσαύτως τὸ ἐπίχολον καὶ ἔναιμον σῶμα μελαγχολικόν.

biẽ ces paroles, & vo⁹ trouuerez qu'elles prouuẽt directemẽt ma propositiõ.

Ie passe outre & soûtiẽs cõtre vous qu'elles y sont plus suiettes que les Hommes, par ce qu'il se fait en elles vn plus grãd amas de superfluitez qui se brûlent, & deuiennent malignes pour auoir lõg temps croupi dans les venes, ou dedans les entrailles. Les Hommes pour la plus-part ont le Corps rare & ouuert, l'exercice leur fait

Que les Femmes sont plus suiettes que les Hommes à la Melãcholie qui vient par accident.

dissiper beaucoup d'excremens par insensible Transpiration; *Les* Femmes au contraire demeurent dans l'Oisiueté, leur corps est moins transpirable, la chaleur, les Esprits & les humeurs demeurent au dedans, & contribuent tous ensemble à la generation des maladies Melancholiques.

Ραθυμολέρησι διαίτησι χρέονται.
Hipp. de diæta lib. 1.

Cette pensée est confirmée par Aristote en la section 10. de ses Probl. où il dit τὰ τῶν γυναικῶν σώματα ἧττον εὔπνοα ἢ τὰ τῶν ἀνδρῶν, *les corps des Femmes ſont moins ouuerts, & n'ont pas la tranſpiration ſi libre que ceux des Hommes.* Galien au liure que nous venons de citer, *taceo corpus virile ad perſpiratum eſſe optime comparatum, purum & vacuum excrementis neque compreſſum, foeminis autem contrario modo diſpoſitum,* C'eſt ainſi que raiſonne Ballonius ſur la maladie de cette Fille melancholique; *Cum Mulier ſit, vniuerſali Mulierum conditione cutim aſtrictam habet, ita vt*

* *C'eſt au 3. de pulſuum cauſis.*

non ſit mirum ſi facile de ſtatu ſanitatis deiiciatur.

Iugez de là, que ce qui manque aux Femmes dans l'actiuité & l'Energie de la chaleur naturelle, eſt plus que ſuffiſamment recompenſé par la ſuppreſſion & par la pourriture des ſuperfluitez, par ce que *idem putredo efficit quod vehemens incendiū.*

Fernel.

C'eſt ce qui a fait dire à Hippocrate *que la Femme eſt plus chaude que l'Hōme* θερμότερον ἔχει τὸ αἷμα ἡ γυνὴ, καὶ διὰ τοῦτο θερμοτέρη ἐστὶ τοῦ ἀνδρός.

Calidiorem habet ſanguinem & propterea calidior eſt quam vir.

A la verité si vous regardez les principes de la generation des Hommes & des Femmes, vous trouuerez que les Hommes sont plus chauds, par ce que ἀπ' ἀρχῆς ἐν τοιούτοισιν ἑκάτερα ἐγένετο, *ab initio ex talibus ortum habent*, mais d'autre part, si vous considerez la façon de viure des Femmes, & qu'il y a vne infinité de causes qui les remplissent, & qui alument vn feu de suppression dedans leurs venes, vous confesserez

* τῶν δὲ πάντων τὰ μὲν ἄρσενα θερμότερα. *Hip. de diæta.*

qu'en quelque façon elles ſont plus chaudes, & direz auec le meſme Auteur Ανδρὶ τὸ σῶμα οὐχ ὑπερθερμαίνεται ὑπὸ πληθώρης ὡς τῇ γυναικί, *le Corps de l'Homme ne s'échaufe pas tant par la plenitude que celui de la Fēme*, comme s'il diſoit; Ie n'entens pas que la Femme ſoit plꝰ chaude que l'Hōme par les loix de ſon Temperament naturel, mais ſeulement par accident lors que sō * Corps eſt abreué de ſang, & ſes vaiſſeaux ſi pleins, que la

* πληρουμένων τῶν σαρκῶν.

quantité excite vne chaleur contre nature qui ſurpaſſe beaucoup la naturelle; En cet état elle eſt toute en feu, ſes Eſprits ſont * agitez & émeus καιομένης τῆς κοιλίης ὑπὸ τῶν μητρέων ἐυσέων πληρέων αἵματος. Ainſi ie conclu, que quand ce diuin Eſprit n'auroit point ailleurs prononcé abſolument πλέονες γυναῖκες ἢ ἄνδρες, il ne faudroit pas laiſſer de ſoûtenir en cet endroit, que les Femmes ſont plus ſuiettes que les Hommes, à la Melan-

* *Ardet anxia eſt.*

cholie qui se contracte par maladie, puis qu'il est vray qu'elles sont plus chaudes οὐ διὰ φύσιν ἀλλὰ διὰ νόσον.

* Non naturâ sed morbo.

Aristote.

Cette doctrine est receuë non seulement des Medecins, mais encor des Theologiẽs qui (lors qu'on leur demãde pourquoy les Femmes sont plus souuent trauaillées des Demons que les Hõmes) respondent ordinairement, que cela arriue par ce qu'elles sont plus affligées des maladies melancholiques, leſquelles donnent accés au Demon, *quia ſuccus melancholicus maxime omnium paratus eſt ad deſperationem adigere, quam Dæmones maxime exoptant*. Valeſ.

Ie dy en troiſiéme lieu, que quand il ſeroit * vray que les Femmes ne ſont pas ſi ſouuent trauaillées de cette Maladie, que les Hommes, vous n'en pourriez tirer autre conſequence ſinon qu'elles en ſont plus cruellement traittées,

* *Que les Femmes en ſont plus mal-traittées que les Hommes.*

& plus violemment agitees, par ce que la Melancholie estāt plus opposée à leur Temperament, elle les éloigne dauantage de leur constitution naturelle.

Cette conclusion est conforme à la doctrine des Medecins, fondée sur cet Aphorisme. *Minus periculose ægrotant ii quorum morbus est congener, & familiaris naturæ, ætati, &c* Aristote explique ces paroles, & dit que la cause est plus violente qui fait vne maladie chaude & ſeiche dans vn Temperament froid & humide qu'en vn autre ; Ainſi quand les Femmes ſont atteintes de Melancholies atrabilaires, leurs Symptomes doiuent eſtre plus fâcheux & plus extraordinaires , d'autant que l'humeur eſt bien bouillante & bien maligne, qui pouſſe vne Femme iuſques dans l'Extaſe & la Furie, en dépit de la reſiſtence qui apportent les qualitez naturelles à ſon ſexe, c'eſt ce qu'Aret. a remarqué. *Mulieres furor infeſtat cum ipſarum vteri ad congreſſum apti euaſerint, aliæ vero haud ita facile, ſed admodum acerbè, in furorem aguntur.*

* Loco cit.

Andern. parlant de la Melancholie dit qu'entre toutes ſortes d'aages, & de ſexes, les Femmes en ſont plus cruellement affligées, *ſi ætatem ſpectes, iuuenes, conſiſtentes, ſeneſque, inter hos fæminæ grauius illo morbo affligi ſolent.* Et Leonus, *Melancholia quæ Mulieribus accidit eſt deterior, nam propter ſubiecti diſconuenientiam præſumitur oriri à fortiori cauſâ.*

Diſons pour concluſion, que cette fâcheuſe maladie ne ſuit pas toûiours les conditions du Temperamēt, mais qu'elle demeure attachée à vne certaine qualité occulte, qui ſe gliſſe auſſi facilement dans les venes des Femmes, que dãs la teſte des Hommes, auec cette difference pourtant qu'elle eſt bien plus maligne en celles là, par ce que la matrice ſe ioint auec elle, & luy aioûte vn venin particulier qui la rend plus furieuſe ; De là viennent μητρομανίαι *Garrulitates, Furores vteri, &c.*

Ie penſe auoir aſſez clairemẽt refuté les trois propoſitions de vôtre ſecond point, puis que i'ay prouué que toute Melancholie n'eſt pas chaude, & qu'il n'y a point de priuilege dans le ſexe des Femmes qui les puiſſe garãtir de cette maladie ; Partant M.

Duncan demeure iuſti-fié, & les perſonnes rai-ſonnables iugeront bien que ſans eſtre Aueugle, ou ignorer le Tempera-ment des Femmes, il a peu douter ſi les R. de Loudun n'eſtoint point Melancholiques, en vn temps principalemẽt au-quel pluſieurs ſignes, qui ont depuis confirmé la poſſeſſion, n'auoint point encor paru.

EXAMEN

DV III. POINT.

APRES auoir discouru de la Melancholie en general, Vous venez aux especes particulieres, Et pour faire voir que les R. R. de L. ne sont point incõmodées de celle qui est propre au Cerueau, vous dites,* *qu'elle ne peut arriuer sans inflammation, laquelle est preque inconceuable dans vne partie froide & humide*; *Et*

* Page 30. de nostre liure.

que ſi elle ſe faiſoit dans le Cerueau ce ne ſeroit pas vn moindre miracle que de voir du feu brûler dãs vne Riuiere ſans artifice.

Ce Diſcours contient deux propoſitions, l'vne affirmatiue, & l'autre negatiue; L'affirmatiue & la premiere eſt telle. *l'Inflammation du Cerueau precede toûiours la Melancholie idiopathique.*

La ſeconde & la negatiue, *que cette Inflammation n'eſt pas plus poſſible que de voir le feu brûler dans vne Riuiere ſans artifice.*

Elles ſont toutes deux fauſſes.

Pour la premiere ; Ell'a les meſmes defaux que celles auſquelles ie viens de répondre ; c'eſt à dire qu'elle eſt directement opposée à la doctrine des Medecins & à la Raiſon; Et ſi vous voulez prendre la péne d'examiner attentiuemēt ce que no⁹ auōs dit au ſecond point, vous trouuerez que les meſmes choſes (qui prouuent que la Melancholie en general ne preſuppoſe pas toûiours vne inflammation,) valēt aussi pour cette espece qui est propre à la Teste ; Mais si vous estes resolu de tenir iusques à l'extremité, & si vous refusez de vous rendre que premieremēt on ne vous apporte des preuues qui parlent du Cerueau en particulier, écoutez ce que dit Gal. au 3. *de loc.* parlant du Suc melācholique froid, & non enflamé, ὅταν πλεονάζει ἐν αὐτῷ τῷ τοῦ ἐγκεφάλου σώματι μελαγχολίαν ἐργάζεται. marquez ces mots *in ipso cerebri corpore.*

Au Tr. des malad. melanc.

Du Laurans que vous auez cité dans vos marges dit expressement *que la Melancholie qui se fait par l Intemperie froide du Cerueau est accompagnée de tant, & de si fâcheux accidens qu'elle doit émouuoir vn chacun à compassion.*

Ie sçay bien que ce que vous dites arriue quelque fois, mais non pas toûiours. C'est ce que Rõdelet a distingué dans sa methode; *Aliquando cerebrũ tantum afficitur, vel quia partis intemperie humor melancholicus cumulatur, vel quia post capitis inflammationes illic relinquitur.*

Il ſe trouue en effet des Melancholies qui ſuiuẽt la Phreneſie, ou la Fieure chaude, mais auſſi, Il y en a beaucoup qui ne recõneſſent point d'autre cauſe que l'Intemperie froide & ſeche, laquelle affoiblît tellement le Cerueau, qu'au lieu de faire ſon profit de la nourriture qui luy eſt ordõnée, il la tourne en vn mauuais Suc, qui altere les Esprits, & les rẽd inhabiles aux operatiõs de l'Ame. C'est ce que veut dire Arnaut de Vilen. *Causa coniuncta Melancholiæ, est mala qualitas spirituum & cerebri, declinans multum ad frigiditatem*; Et Sennert⁹. *Melancholicam dispositionem inducit Succus melancholicus in capite, cumulatus ob intemperiem CEREBRI frigidam & siccam.*

La seconde proposition est aussi peu vraye que la premiere; Elle est fondée ſur vn raiſonnement qui vous a déja trompé vne fois ; Il eſt vray que vous errez conſequemment, car apres auoir aſſeuré que les Femmes ne peuuent eſtre Melancholiques, par ce qu'elles ſont froides & humides; Vous ne pouuiez moins faire que de ſoûtenir que le Cerueau ne peut receuoir d'Inflammatiō, par ce qu'il eſt auſſi froid & humide; Mais tout ainſi que ie vous ay prouué que le Temperamēt des

Femmes n'empesche pas qu'elles ne soint souuant atteintes de Melancholie, de mesme il est facile de verifier que le Cerueau (pour estre froid) n'est pas incapable d'Inflammation.

Si ie ne voulois détruire vôtre opinion que par les principes generaux, il me suffiroit de vous rapporter ce que i'ay * dit, qu'il y a plusieurs causes contre Nature dont la violance est telle qu'elles alterent le Temperamẽt

* Au 2. point.

de tout le Corps, ou de quelques vnes de ſes plus nobles Parties, & qu'vne cõplexion naturelle, pour eſtre froide n'eſt pas à couuert des maladies chaudes, autrement ce precepte de la Methode ſeroit inutile & impertinent.

Calidus morbus in corpore naturâ frigido eget frigidioribus.

Siccus in corpore natura molli & humido eget humidioribus.

Mais ie vous veux

ſaire conneſtre en particulier, combien en ce qui regarde l'Inflammation du Cerueau, voſtre opinion eſt élongnée de celle des Maîtres de l'Echole.

La Phreneſie n'eſt point vne maladie auſſi rare à voir que le feu & l'eau enſemble, & cependant ſelon la pluſ-part des Medecins elle n'eſt autre choſe qu'vne inflãmation de Cerueau. *Phrenetis*, diſent Fern. & Andern. *fit ſemper ex proprio cerebri affectu, & ex*

Inflammatione aut Eryſipelate. Et Galien au 3. de Symp. cauſ. *Phrenitis non ſimpliciter ob calidos Succos accidit, ſed cum inflammationem in Cerebro aut Membranis eius producunt.*

Vous me direz peut-eſtre que vous eſtes de l'opinion de ceux qui croyent que la Phreneſie n'eſt pas vne maladie du Cerueau, mais des Meninges ſeulement, &par conſequent que ces autoritez ne font rien contre vous; Quand cela ſeroit comment vous deffendriez-vous de celle d'Hipocrate qui décrit particulierement l'Inflammation du Cerueau * en ces termes? ὁκότἀν ὁ ἐγκέφαλος οἰδήσῃ ὑπὸ φλεγμασίης ὀδύνη ἴσχει ἅπασαν τὴν κεφαλὴν, μάλιστα δ' ὅπῃ σταίη ἡ φλεγμασίη : Et ailleurs parlant du Malade- οὐχ ὁρᾷ τοῦ ἐγκεφάλου φλεγμαίνοντος.

* *Cum cerebrum ab inflammatione tumuerit, dolor totum caput occupat, maxime qua parte constiterit inflammatio 3. de morbis.*

Que répondriez vous à P. Ægin. qui dit expressement que le Cerueau souffre souuent Inflammation? *Cerebrum inflammatum* * *sæpe intumescit*, & au Chapitre suiuant *fit &*

* *cap. 7. lib. 3. de re med.*

Eryſipelas in Cerebro. Y a t'il rien de plus clair que ce que dit Galien ſur le Commentaire de cet Apho. ὁκόσοισι ἂν σφακελισθῇ ὁ ἐγκέφαλος? Il explique ces paroles de l'Inflammation du Cerueau, laquelle en cet endroit ne peut pas étre priſe pour celle des Membranes qui l'enuelopent.

Tant s'en faut que cette Inflammation ſoit miraculeuſe comme vo⁹ dites, qu'au contraire il y a trois Raiſons qui la rendent aſſez frequente; La 1. eſt tirée de la ſituation du Cerueau, car ayant eſté mis au deſſus des Entrailles, il reçoit facilement les vapeurs de la Cuiſine, & les exhalaiſons de tout le Corps; *Effertur in multis teter & inflammabilis vapor, qui ſpiritus capitis incendit, & calidam intemperiem infert Cerebro.*

La ſeconde, eſt priſe d'vn nombre infiny de Venes & d'Arteres qui l'enuironnent, & qui ſe peuuent facilement dégorger dans ſa ſubſtance. La 3. par ce qu'il eſt mol & humide, & par conſequent foible, & peu capable de ſe defendre de l'excés des autres qualitez ; I'ay appris cela de Iacotius ſur le Commentaire de l'Aphoriſ. 31. de la 2. ſect. des Coac. *quod vero Cerebrum naturâ frigidum in eum feruorem adducatur, Arteriarum & Venarum multitudo in cauſâ eſt cum infirmitate membri ac mollitie, quæ enim tenerrima ſunt non minus intra quā extra*

Corpus, & gelantur facile & vruntur.

Que ſi par ce mot (Inflammation) vous n'entendez pas vn phlegmon cõme ie l'explique, mais vne ſimple Intemperie chaude & ſeche, ſans matiere, vôtre faute n'en eſt que plus grande, car l'Inflammation priſe de la ſorte (c'eſt à dire pour φλόγωσις) eſt encor plus familiere au Cerueau que le phlegmon; Elle occupe ſi ſouuent cette partie, que ie croirois vous faire tort ſi ie vous accuſois d'auoir dit qu'elleſt auſſi miraculeuſe que de voir brûler du feu dans vne Riuiere ſans artifice.

Outre l'impertinence de ces deux propoſitiõs; Ie remarque en ce 3. point vne faute ſi groſſiere, que iamais vn Ecolier en Medecine ne l'eût commiſe; Elle eſt contenuë en ces paroles, *Mais encor que iuſques icy nous n'ayons rien veu d'aſſeuré dans les deliberations de ceux* Pag. 27 & 28.

du party contraire, il y a grande apparence que c'est à la Melancholie qui s'engendre dans le Cerueau par sa propre Intemperie, ou à celle qui lui vient par la tendresse qu'il a non seulement vers les Entrailles, mais encore vers tout le Corps duquel il recoit les vapeurs, qu'ils imputent ces merueilles, & qu'ils ne s'attaquent pas à celles que nous auons dites, par ce que i'ay fait voir qu'il n'y a pas de fondement.*

* Qui sont l'Hypochondriaque, & celle de tout le Corps.

Pour la connestre telle qu'elle est, il faut remarquer auec Gal. au 3. *de*

Symptom. cauſ. que toute Melancholie eſt Idiopathique ou Sympathique; L'Idiopathique *ne fait qu'vne eſpece, la Sympathique en fait deux, dont l'vne vient des Entrailles & des Hypochondres, l'autre ſe fait par le vice de tout le Corps, & pour cela tous les Medecins diuiſent la Melancholie en *trois eſpeces. La 1. eſt l'Hypochondriaque. La 2. eſt celle qui arriue lors que les Venes de tout le Corps ſont plenes

* *Si peut-eſtre on ne la diuiſe en protopathique & deuteropathique*

* ὥσπερ ὁ τῶν τριῶν μελαγχολιῶν διορισμὸς οὕτως καὶ ὁ τῶν επιληψιῶν τρεῖς ἐχουσῶν διαφοράς.

d'vn Suc melancholique ou atrabilaire. La 3. eſt l'Idiopathique ou eſſentielle au Cerueau, qui ſe fait lors que le mal eſt propre à cette partie, c'eſt à dire *cum Melancholia in cerebro localiter generatur.*

Ces trois eſpeces quoy que differentes ont cela de commun, qu'elles bleſſent la faculté animale, mais diuerſement, car en la troiſiéme le Cerueau patît eſſentiellemẽt & par ſoy meſme, & dãs les deux autres, il ſouffre par la faute des parties inferieures desquelles il reçoit, & ressent les incommoditez; elles sont appellées Sympathiques, d'autant qu'elles troublent la Raison par sympathie.

Cela bien entendu. Vous ne pouuez excuser la faute que vous auez faite, d'auoir diuisé cette espece de Melancholie qui est propre au Cerueau en trois autres, A sçauoir, celle qui le touche essentiellement, 2. celle qui le trauaille par le vice des Entrailles ; 3. celle qui luy vient par la ſympathie de tout le Corps ; Car ainſi vous enfermez en cette troiſiéme eſpece les deux premieres , ou bien au lieu des trois reconnuës par to⁹ nos Auteurs, vo⁹ en faites cinq ; Qui ſont, L'Hypochondriaque, de laquelle vous auez parlé depuis la 8. page de vôtre liure, iuſques à la 22 ;Celle de tout le Corps, à l'excluſion de laquelle vous auez trauaillé depuis la 12. page iusques à la 26. celle qui est propre au Cerueau, que vo[9] faites passer pour impossible dansla 30.page; Et les deux dernieres ausquelles ie suis d'auis de donner vôtre nom, par ce que vous les auez inuentées, dont l'vne attaque le Cerueau par le vice des Entrailles,* l'autre de tout le Corps.

* *Celles là sont décrites depuis la page 32. iusques à la 36.*

Et afin que vous ne pensiez pas que ie vous trompe, Examinons vos paroles de plus pres; Vo[9] dites que *M. Duncan n'en veut pas aux deux * premieres especes, par ce que vous auez fait voir qu'il n'i a point de fondement; Mais qu'il y a plus d'apparence qu'il s'attache à la troisiéme qui vient au Cerueau par sa propre intemperie, ou bien à celle qui l'afflige par la sympathie qu'il a auec les Entrailles, ou auec tout le Corps.*

* *Qui sont l'Hypochondriaque, & celle de tout le Corps.*

Quelle difference mettez vous entre ces deux premieres especes que vous auez refutées, & ces deux dernieres icy qui donnent au Cerueau par le vice du Corps ou des Entrailles? ſi vous les iugez differentes ; vous faites cinq eſpeces au lieu de trois ; Si auſſi vous confeſſez (comme il eſt vray) qu'elles ne ſont qu'vne méme choſe, il faut que vous demeuriez d'accord, que voſtre diuiſion eſt impertinente, non ſûlement en ce qu'elle l'enferme le tout en vne partie, mais encor par ce qu'elle enueloppe deux formelles contradictions,

& rend vôtre liure si obscur qu'il est impossible d'y trouuer vn sens qui soit iuste & raïsonnable.

Quoy que ie sois asseuré que vous ne pouuez vous defendre de cette faute, ie ne laisseray pas de vous en conuaincre encore plus nettement dans la reueuë de vos marges, lors que ie feray voir que ces paroles(*Melancholia* Cerebrũ afficiens idiopathice aut per sympathiam*) ne peuuent appartenir à vne seule espece de Me-

* *Qui sont à la marge de la page 27.*

lancholie, mais à toutes en general.

EXAMEN

DV IV. POINT.

DEPVIS la 26 page de voſtre liure iuſques à la 36. vous faites vn long diſcours de la nature & des forces de l'Imagination, & ſans prendre garde, que vous diſputez contre vn Homme que vous ne pouuez conuaincre ſans luy montrer que ſa creance chocque les principes, & les maximes vniuerſellement receuës ; Vous confeſſez ingenument que l'opinion que vous voulez combattre eſt approueée de tout le monde, & dites, *c'eſt vne faute, d'autant plus étrange qu'elle eſt generale, & ordinaire à beaucoup d'autres auſſi bien qu'à M. Duncan, de dire que l'imagination ſe trompe, ou qu'elle eſt bleſſee* ; Et ailleurs, *l'Imagination n'a pas vn ſi grand pouuoir que la pluſ-part du monde penſe.*

Quelle hardieſſe; Vous qui n'auez qu'vne Teinture tres legere de la Philoſophie, vous entreprenez de reformer les opinions qui paſſent dãs l'approbation generalle, Vous oſez bien reprẽdre vn homme conſommé dans cette matiere, qui a plus pratiqué que vous n'auez leu, & plus enſeigné que vous n'auez vécu; Apres cela ie n'attens plus autre choſe de vous ſinon que vous faciez des leçons à Plaute & à Terence ſur la langue latine.

Encor ſi vous l'attaquiez ſans luy donner de l'Auantage, i'excuſerois pût-eſtre vôtre courage, mais afin qu'il ne manque rien à vôtre temerité vous luy donnez tout ce qu'il pourroit pretendre apres vne longue diſpute, & demeurez d'accord que ce qu'il dit eſt approuvé de tout le monde; Si cela eſt, il n'a plus à ſe deffendre, ſa Cauſe eſt gaignée, ou bien il ne voudra pas ſe ſeruir de ce paſſage que vous luy fourniſſez vous-meſme ſur la fin de vôtre diſcours.* *Dans les choſes difficiles & occultes l'Opinion la plus raiſonnable eſt celle qui eſt plus ſuiuie par les perſonnes de bon ſens.*

* *In rebus difficilibus & occultis. Reſponſiones magis ſenſatis ac rationibus conſonæ ſunt magis recipiendæ quam oppoſitæ.*

Pour auoir ſuiet de dire vos nouuelles penſees, Vous feignez que pluſieurs honneſtes Gens vous ont fait cette Obiection; *Que la preſence des Exorciſtes, & l'appareil des coniu rations, réueille la phantaisie des RR. de L. & leur fait produire des actions qui ne se seroint pas en elles à point nommé toutes les fois qu'on les exorcise, si leur Imagination frappee de cet obiet, ne donnoit le branle aux humeurs & aux Esprits, pour executer reglément les symptomes qu'elles souffrent.*

Pour satisfaire à cette obiection vous répondez trois choses 1. Que si les Agitations de ces Filles pouuoint étre excitées par l'effort de l'Imagination, à l'aspect des instrumens qui ſeruent aux exorciſmes, il s'enſuiuroit qu'elles ne feroint point trauaillées hors de là.

2 Qu'il faudroit que l'Imaginatiõ fût auſſi puiſſante que Dieu pour faire qu'vn Melancholique fût poſſedé pour auoir crû l'eſtre.

3. Qu'on ne doit point rapporter ces ſymptomes à l'Imagination, puis qu'elle ne pût eſtre bleſſée ni corrompuë.

Encor que ie n'aye iamais crû que ce qui ſe

passe à Loudũ soit vn effet de l'Imagination deprauée ; Cependant vos Repõses seroint capables de me le persuader, Car elles sont fondées sur des principes si éloignez de la Raison, & sur des consequences si mal tirées, que ie pardonne à ceux qui se sont imaginez, que vous trahissiez la cause de ces bonnes Filles.

Et affin de les examiner par ordre (sans manquer au respect que nous deuons à ces deuotes Religieuſes,) Suppoſōs qu'il n'eſt pas queſtion de leur fait, & qu'il s'agît entre vous & moy d'vn Homme inconnu qui croit auoir le Diable au Corps Ie dy *que ce n'eſt pas vne choſe étrange ni miraculeuſe que ce pauure Melancholique ſoit agité toutes les fois qu'on l'exorciſe, d'autant que ſon Imagination eſt émeuë à l'aſpect des choſes *Saintes qui reueillent ſa folie.*

* Examen de la I. Reponce.

Vous ne pouuez comprendre que l'Imagination ait cette puiſſance, par ce qu'il s'enſuiuroit qu'il n'auroit point ces Agitations hors de là.

Cette conſequence eſt ridicule, affin que ie ne die pas ignorante; Car il ſe trouue des maladies dont les ſymptômes ſont excitez quaſi quand on veut, & ſi pour cela ils ne laiſſent pas de reuenir en d'autres temps. Par exemple. Celuy qui s'imaginoit eſtre Coq, battoit des bras & chantoit luy même lors qu'il entendoit le Coq chanter;

Et encor que le chant du Coq fût l'obiect exterieur qui le poussoit à faire ces actions, cependant il ne laissoit pas de les pratiquer en d'autres temps. Si quelqu'vn se persuade estre enragé, il fait l'enragé toutes les fois qu'on luy fait voir de l'Eau, il frappe, il mord, il ècume, il a les yeux ardens & furieux, & quoy que cela luy arriue à point nommé par la rencontre d'vn obiet exterieur, il ne lais-

ſe pas de faire & de ſouffrir les mémes choſes ſans qu'il luy ſoit preſenté ; Cela eſtãt ainſi pourquoy trouuez-vous étrange que celui qui penſe eſtre poſſedé, fremiſſe à l'aſpect des choſes Saintes, & ſoit agité en preſence des Exorciſtes? S'il eſt vray ce que vous dites, que celui qui s'imagine eſtre de beure, ne voit iamais le feu qu'auec
* page 123. *des* *Cris épouuentables*, Il n'eſt pas moins raiſonnable de croire, que celui qui pen-

ſe eſtre demoniaque, ne voit point la Croix ni l'Eau beniſte, de ſang froid comme des choſes indifferentes.

Nous pouuons confirmer cela, par la comparaiſon d'autres maladies. Celuy qui eſt ſuiet au Vertige ne peut regarder vne Rouë, ni de l'Eau qui tourne ſans tomber. Vne bonne odeur preſentée au nez d'vne Femme Hyſterique luy donne le mal de Mere, & la porte iuſques aux Conuulſions;Il y a pluſieurs choſes qui font tõber en vn inſtãt vn Epileptique, comme la fumee du Galbanum, ou d'vne corne de Cheure; Vn verre d'Eau en fait autant à celuy qui eſt veritablemẽt enragé; Et encor que la Corne de Cheure, l'Eau, & autres ſemblables choſes, ſoint des obiets exterieurs qui meuuent tellement la Cauſe de ces maladies, qu'ils les font pareſtre à point nommé, Cependant elles ne laiſſent pas de ſe produire toutes ſeules à d'autres temps, par la ſeulle force de leurs Habitudes, & de leurs Cauſes cachées au dedans. De meſme celui qui c'eſt imaginé auoir le Diable au Corps, peut eſtre tellement touché de la veuë des choſes Saintes, qu'il fera l'Enragé, & le Furieux, non ſeulement par fineſſe pour imiter les actiõs des poſſedées, mais encore par ce que ſa Bile emeue par cet obiet, luy fait souffrir de veritables symptômes, qui pour estre causez reglément, & quasi quand on veut, ne laissent pas pour cela de reuenir, soit de iour, soit de nuit pour d'autres occasions.

Si vous considerez cette comparaison dans toutes ses parties, vous trouuerez qu'elle explique clairement la chose de laquelle nous disputons, puis qu'elle fait voir qu'il y a des Maladies dont les causes peuuent estre meuës par des *Roüës ou des Ressorts exterieurs*, sans que pour cela il leur soit impossible de s'ébranler à d'autres temps ; Et partant vôtre premiere Réponse est nulle & sans force.

La seconde est tout à fait sans iugement. Car il n'y a personne qui croye que le Melancholique qui pense estre possedé, le soit en effet: Ainsi vous n'auez pas raison de dire. *Il faudroit que l'Imagination fût aussi puissante*

Examen de la 2. Réponce

que Dieu, pour faire qu'ũ Melancholique fût possedé pour auoir crû l'estre.

Si vous eussiez entendu la pensee de M. Duncan, ou de ceux qui accusent l'Imagination troublée de pouuoir quelque chose en cette matiere, iamais vous n'eussiez fait cette Repartie. Car ils ne disent pas qu'vn Hõme soit Demoniaque pour auoir crû l'estre, mais seulement que l'Imagination d'auoir le Diable au Corps luy fait imiter

& ſouffrir quelques paſſions des veritables poſſedez.

Vous ne laiſſez pourtant pas de reprendre cette propoſition, comme ſi elle auoit eſté Auancée par vn autre que par vous meſme, * Vous allez chercher des Raiſons iuſques dans les Idées de Dieu pour la détruire, Et apres auoir fait le Theologien vous finiſſez en tres mauuais Philoſophe par ces paroles, *les Imaginations des*

* Page 46.

Hommes n'ont pas cette vertu de faire estre reellement leurs Estres de Raison.

C'est en cela que vous faites parestre que vous n'auez guere leu les bons Auteurs, Car il y en a plusieurs qui maintiennent que cela n'est pas impossible, & disent qu'il se rencontre assez souuēt *qu'vne viue & forte pensée de quelque chose, fait estre reellement la chose imaginee.*

Ie ne veux point en cet endroit me seruir de l'autorité d'Auicene, d'Auerroes, & autres de leur secte, qui soûtiennẽt que l'Imagination est si puissante, qu'elle pût agir non sûlement sur son propre Corps, mais encor sur des Matieres éloignées, & ne croyent pas impossible à cette Faculté de mouuoir & alterer les Elemens sans Instrument corporel, *influit (vt illi aiunt) anima humana forinsecus & est naturæ Intelligentiarum cælestium, quare vt illæ intelligendo mouent orbes, & multiplices vires*

* *Iales. in controuer. phil. & Med.*

infundunt in elementa, ita nihil eſt improbabile noſtram animam cum vehementius rapitur imaginatione forti extra materiam, operari extra materiam.

Ie veux encore moins employer ce que dit Crollius dans ſa Preface, *quicquid videmus in maiori mundo hoc idem poteſt imaginatio producere.* Et plus bas, *Imaginatio exaltata, & firmiſſime fidei naturali ſeu ingenitæ miraculorum ianuæ coniuncta, habet poteſtatem producendi operationes mirabiles, &c.*

Ie vous en pourrois alleguer plusieurs autres qui parlent sans comparaison plus auantageusement de l'Imagination que ceux que vous reprenez, mais ie ne veux rien dire contre vous que ce que ie croy moyméme,* à sçauoir, *que l'Imagination peut quelquefois en certains suiets, non pas en tous, faire estre reellement la chose imaginée, & en particulier, qu'elle pût quelque fois operer la santé, cõme souuent elle cause la mort ou la maladie.* Nous

* *Et ce qui peut seruir à la defence de M. D.*

voyons tous les iours des experiences qui confirment la verité de cette propoſition ; Car, d'où penſez-vous que vienne l'amertume à la bouche de celui qui voit vne Medecine amere & n'i goûte pas, ſinon d'vne forte Imagination qu'il a de l'Amertume? N'eſt-ce pas l'Imaginatiō qui imprime des marques ſur le Corps des petits Enfans dans le ventre de leur Mere? La peur de la Peſte, ou de la petite

Verole n'eſt-elle pas fort ſouuent la Cauſe de ces deux * maladies ? Quand cela arriue, il eſt veritable de dire, *que l'Eſtre de Raiſon fait eſtre reellement la Choſe imaginee.* Il y en a qui ont telle horreur des drogues purgatiues, qu'ils ſont émeus en les voyant comme s'ils les auoient priſes ; D'autres ſentent vne ſtupeur aux dents pour entendre le bruit d'vne lime ;* Vn Homme qui baille fait bailler tous ceux qui le

* *Ou autres ſemblables.*

* *Vehemens imaginatio mouet ſicuti apparet ex ſtridore ferri qui dentibus ſtuporem ingenerat. Croll.*

regardent ; I'en connois quelques vns qui ſont ſaiſis du mal de dents, auſſi toſt qu'ils entendēt vne perſonne qui s'en plaint; Vous en trouuerez d'autres qui ne peuuēt oüir parler du Rheume ſans enrheumer au meſme inſtant ; Nous en voyons tous les iours qui gueriſſent de longues & fâcheuſes Maladies par des Paroles, des Bilets ou autres ſemblables bagatelles qui n'operent rien d'elles meſmes, * &

* Quelques fois il y a du ſort, mais ſouuent il n'y en a point.

ne ſeruent à autre choſe ſinon à mouuoir & frapper viuement l'Imagination. Ce ſont ces exemples, & d'autres ſemblables qui on fait dire à vn grand Perſonnage (que vous auez cité dans vôtre liure auec eloge) ces paroles, *dicam libere, nec enim ſuperſtitioſus homo ſum, neque fabularum amans ſed ueritatis ſtudioſus, tanta eſt vis animi noſtri, vt ſi quid honeſti ſibi perſuaſerit, atque in ea perſuaſione firmiter perſeuerauerit, idipſum quod concipit, agat &*

Ferrerius capite de Homer. Medicat.

potenter operetur. Et Valesius, *scire opportet hæc omnia non fieri aliter quam imaginatione.*

Voicy à plus pres comme la chose se fait.

Lors que l'Imagination est viuement attachée à quelque Obiet, elle a en soy, & deuant soy l'Espece & l'Idée de la chose qu'elle s'imagine, Dans cette longue & forte consideration, & contemplation de l'Espece, elle imprime la mesme Image aux Esprits, lesquels estás portez par tout le Corps ſeellez du carractere de la Choſe imaginée, ſont fort ſouuent determinez par ce moyen à produire l'Eſpece reelle dont ils contiennent en eux l'Eſpece intentionnelle. Cela n'arriue pas toûiours, mais ſeulement lors que la Penſee eſt violente ou animée de quelque Paſſion, & que la Matiere ſe trouue diſpoſee à receuoir cette impreſſion. Cela eſt confirmé par Ariſtote quand il dit *que la*

Phãtaiſie a la vertu des Choſes, & que l'Eſpece du chaud & du froid, du plaiſant & du triſte, eſt telle comme la choſe meſme, Ainſi quand vne Femme groſſe deſire auec paſſion vne Ceriſe ou vne Fraiſe, l'Eſpece intentionnelle de la Fraiſe eſt viuement & fixement repreſentée à l'Imaginatiõ, qui la communique aux Eſprits, par le moyen deſquels la Fraiſe ſe trouue imprimée ſur l'Enfant qui eſt ençor dans ſon ventre.

Que ſi vous m'obiectez que ce n'eſt pas la Fraiſe qui eſt produitte, mais ſeulement ſa figure, Ie vous répondray que c'eſt vne Fraiſe de chair & de ſang, & que la Matiere n'a pas eſté capable de plus, Mais que par tout où la Matiere ſe trouuera ſuſceptible de la choſe meſme dans toute l'étenduë de ſon Eſpece, alors elle y pourra eſtre produitte toute telle qu'elle eſt imaginée; Comme, ſi la Femme cõçoit viuement vn More ou vn Camus, elle ſera vn Enfant noir ou camus en effet, & non pas leur figure ſeulement.

Leuin[9] Lemnius explique cela bien au long au chapitre 4. du premier liure des ſecrets miracles de la Nature. Il rapporte pluſieurs Hiſtoires de ſemblables choſes auenuës de ſon temps; Et puis il conclud, *que lors que la Penſee de quelque choſe eſt forte & vehemente, & que l'Imagination s'y arreſte long temps, elle imprime ſur l'Enfant la FORME qui eſt phantaſtiquée.* Et plus bas il aioûte, *les Eſprits ſont portez à la Matrice auſquels ſi l'imagination de la choſe veuë & fort imprimee au Cerueau, interuiēt, Alors la faculté qui eſt occupee à former le fruit, luy donne la forme qui eſt conceuë. De ſorte qu'il n'eſt pas dit ſans raiſon que l'IMAGINATION cauſe la choſe.*

Cela ſe voit encor plus ſouuent dans la peur & l'apprehention de quelques Maladies ; Car ſi elle eſt forte & fixe, elle cauſe fort ſouuent la Maladie reelle , comme la Peſte, le mal Caduc,& autres. Vous me direz,la crainte de ſoy ne fait autre choſe que troubler le Sang & les Eſprits, & par conſequent la peur de la Peſte n'eſt pas plus capable de produire la Peſte, que toutes les autres maladies qui peuueut eſtre cauſees par l'emotion des Humeurs ou des Eſprits.

I'auouë que l'agitation

des Humeurs,& l'alteration des Eſprits preciſemẽt,&de ſoy,ſont choſes indifferentes, qui peuuẽt exciter pluſieurs Maladies ; Mais quand cette agitation ſuit vne violente crainte, & vne forte apprehenſion de la Peſte, elle n'eſt plus indifferente, au contraire elle eſt determinée par l'Eſpece intentiõnelle de la Peſte viuement empreinte dãs la Phantaiſie , & pour lors les Eſprits que la peur a fait retirer au dedans demeurent liez & retenus au tour du cœur, ſans oſer pareſtre, Et d'autãt qu'ils ſont imbus de l'Idee de cette maladie, ils la produiſent plutôt qu'vne autre par ce qu'ils en portent l'Image. Quand cela arriue l'on peut dire ſans ſe tromper, *que c'eſt l'Eſpece intentionnelle qui a ſerui à l'Imagination de cauſe inſtrumentaire pour produire l'Eſpece reelle.*

C'eſt ainſi que Sainct Auguſtin explique la façon par laquelle Iacob tiroit de ſes Brebis des Agneaux de diuerſes couleurs, *vt (inquit) de varietate virgarum, Pecorum conceptorum color aliquid duceret, fecit hoc anima grauidæ pecudis, per oculos affecta forinſecus, & interius ſecum pro modulo ſuo formandi Regulam trahens.* Et au liure ſecond du meſme œuure, *voluntas circa Imaginem ſenſui impreſſam tantam vim habet, vt ſi admodum violenta ſit, vbi non reſiſtit durior, pigriorque materies viſibilem ſpeciem colorem* 3. de Trinit.

que commutet.

Les Connimbres traittent bien au long cette queſtion *au 1. liure de generat. & corrupt.* Ils concluent nettement contre vous & diſent, que les Eſpeces intentionnelles peuuent auec l'Imagination produire les Eſpeces reelles. *Probabile eſt Animam per ſuam apprehenſionem interdum in proprium corpus, immo & in materiam foetus imprimere qualitates quas apprehendit, licet enim eſſe intentionale inferioris notæ ſit quam reale, id tamen non impediet quominus hoc, per illud tanquã per instrumentum gigni possit,* Et à la question 30. article 2. du mesme liure, *non debet mirum videri, si Anima per adumbratum & intentionale esse rei, verum ac perfectum eius esse producat.*

A la verité cela n'arriue pas toûiours, mais seulement en quelques Suiets qui sont propres à cela, & qui n'ont point de repugnance à receuoir la forme conceuë & imaginée. Ainsi si vous n'eſtes le plus habille Homme du Monde, ce n'eſt pas que vous n'ayez vne forte Imagination de l'eſtre, mais cette Imagination ne vous rend pas tel en effet, par ce que le ſuiet n'y eſt pas diſpoſé.

Que l'Imagination peut beaucoup contribuer à la ſanté ou à la maladie.

Mais ſoit, ôtez ſi vous voulez à la phantaiſie la puiſſançe de faire eſtre quelques fois les choſes qu'ell'à viuement conceuës, Vous ne pouuez toûiours luy dénier vn Empire quaſi abſolu ſur les Eſprits, par le moyen desquels elle agît merueilleusement dans nos Corps, & peut beaucoup contribuer à faire la santé ou la maladie. C'est par leur moyen qu'elle donne le branle aux Humeurs pour faire en vn instant des changemens étranges, soit qu'elle les pousse au dehors comme dans la ioye, ou qu'elle les retire, & renferme au dedans comme dans la crainte. Que si elle est blessee de la pensee d'vn affront & d'vne iniure, alors elle donne l'alarme au Cœur, & les Eſprits en ſont ſi violemment émeuz, qu'il n'y a plus de regle dans l'œconomie des principales facultez de l'Âme, ni de figure d'homme ſur le Viſage. C'eſt ce que veut dire Fracaſtor, *Maiores multo, & admirandi ſunt conſenſus illi & diſſenſus qui fiunt ſpecie boni aut mali ad phantaſiam delatâ.* Il pourſuit, *habet phantaſia conſenſum cum corde maximum, ſtatim enim Cor iiſdem ſpeciebus afficitur quibus illa, & supra quàm credi potest conuocatis spiritibus consentit.*

Disons donc, que s'il est vray que les Esprits obeissent à l'Imagination, personne ne peut nier qu'elle n'ait la puissance de faire ou empescher vne infinité de Symptômes; Car si elle leur lâche la bride, & les pousse en quelque partie, les Humeurs suiuent apres, & au mesme instant l'enfleure, la du-reté, la rougeur, & la noirceur y suruiennent; Au contraire

* *Spiritus & humores ciet D. Thomas.*

ſi elle les rappelle, la partie s'abaiſſe, & deuient pâle incontinent; Ainſi ſe font les conuulſions, les palpitations, les tremblemens, les ſtupeurs, les defaillances, les fureurs, les ſyncopes & autres ſemblables accidens qui vous doiuent faire reconneſtre que *ſi l'Imagination n'eſt auſsi puiſſante que tout le monde penſe, du moins l'eſt-elle beaucoup plus que vous ne croyez pour faire la ſanté ou la maladie*

Examen de la 3. Reponce.

La troiſiéme & derniere Réponſe emporte la piece, car pour iuſtifier qu'il n'y a point d'erreur d'Imagination au fait dont il s'agit, vous dites *que ceux qui croyent que l'Imagination peut eſtre fauſſe ou bleſſee, l'accuſent d'vn defaut qu'elle n'a point, & dont elle n'eſt point capable.* Et à la page 56. *ce n'eſt pas bien fait d'appeller auec le peuple, des fautes d'Imagination ce qui n'eſt qu'vne erreur de Iugement, & ceux qui ont ſi peu penetré dans la nature de l'Ame, ne meritent pas qu'on les croye plus ſcauans que les autres dans celle des Eſprits.*

Ie voy bien que vous ne conneſſez pas à qui vous parlez, car i'ay ſi bonne opinion de vous, que ie m'aſſeure que vous ne voudriez pas traitter de la ſorte Hippocrate, Ariſtote, Galien, Auicene, & les autres, ſi vous ſçauiez bien que ce ſont eux-meſmes qui ont appris au peuple cette façon de parler; Ie ne penſe pas que vous ayez deſſein de les faire paſſer pour Aueugles dans la nature de l'Ame, c'eſt pourquoy i'aime mieux rapporter cette ſaillie à vôtre peu de lecture, que de vous accuſer d'eſtre ſi peu reſpectueux vers tous les bons * Auteurs, que de les enuelopper dans vôtre cenſure, & les appeller des ignorans ;

* *Grecs, Latins & Arabes.*

Vous auez failli, non ſeulement en ce que vous maintenez vne choſe qui chocque le ſens commun, * mais encor en

* *En diſant que l'imagination ne peut eſtre bleſſée.*

ce que d'vne doctrine generalement receuë vous en faites vne erreur populaire.

Pour vous conuaincre de l'vn & de l'autre ie suppose que le mot IMAGINATION signifie deux choses La faculté d'imaginer. Et l'Acte produit par cette faculté. Ainsi quand

* Page 49. vous dites * *que l'Imagination conçoit les Phantômes* vous parlez de la faculté, Mais quand vous é-

* Page 117. criuez ailleurs* *que les Me-*

lancholiques ne veulent pas eſtre contredits dans leurs Imaginations quoy qu'elles ſoint ridicules, vous deuez entendre les actes & non la puiſſance qui les forme; Cela ſe diſtingue dans l'Echole par ces mots *Imaginatio in actu primo vel in actu ſecundo*, Cela ſuppoſé

Ie dy en premier lieu que l'on peut dire beaucoup de choſes de l'Imagination priſe pour vne puiſſance, qui ne ſeront pas veritables ſi on les applique aux Actes de cette puissance. Par exemple, quand on dit que l'Imagination peut faillir, cela est veritable de la faculté & non pas des actes, Au contraire, lors qu'on dit que l'Imagination est fausse cela appartient aux operations & non pas à la vertu qui les produit, * *sæpe vis fingendi læditur, constante iudicio quo visa falsa ac mendacia esse agnoscuntur.* * Ces paroles font voir clairemẽt qu'il n'appartient qu'à la fa-

* *Andernacus comment.* 1. *dialog.* 6.

* *Vis fingendi læditur*, voila la faculté, *visa falsa*, ce sõt les actes.

cultè de faillir, & aux actes d'estre faux ou mensongers.

Ie dy en second lieu, *que l'Imagination prise pour la faculté d'imaginer peut estre blessée.* Ie le prouue par deux Raisons. La premiere est tirée d'vn principe de Physiologie qui nous apprent que toutes les facultez organiques de l'Ame resident en quelque partie qui leur sert d'organe, & presupposent trois choses sans lesquelles elles ne peu-

Que la Faculté d'imaginer peut estre blessee.

uent bien exercer leurs fonctions, à sçauoir vn iuste & loüable Temperament, vne legitime Conformation & Situation de la partie, & vne suffisante quantité d'espris bien disposez pour agir: Que s'il arriue que quelqu'vne de ces conditions manque, la Faculté manque aussi, & est blessée; D'où ie tire cette conclusion que l'Imagination estant vne puissance organique qui reside au Cerueau, elle peut eſtre bleſſee toutes les fois que le Cerueau ſera alteré dans ſon temperamẽt, ou dans ſa figure, ou qu'il manquera d'Eſprits bien diſpoſez pour eſtre employez à l'action d'imaginer. C'eſt pour cela que ceux qui mettent les facultez de l'Ame raiſonnable en trois lieux differens, diſent que l'Imagination eſt bleſſee lors que les premiers ventricules du Cerueau patiſſent.

Cela ſe peut confirmer

par l'exemple des au-autres facultez. Nous disons qu'il y a de la faute dans la premiere Coction quand l'Estomach ne digere pas, soit par ce qu'il est trop chaud, ou trop froid, ou par ce qu'il est si lâche qu'il ne peut retenir les viandes, ou bien faute d'espris, comme il arriue aux vieillards & à ceux qui les employent à quelque forte speculation incontinent apres le repas; Il en va de mesme de l'Imagination, car elle peut eſtre bleſſée & manquer dans l'exercice de ſa charge pour de ſemblables Cauſes.

*S*i ie vous demande pourquoy cette faculté n'eſt pas égale en tous, & d'où vient que quelques vns excellent en cette partie, les autres ſont fort Lens & ſtupides; Vous me direz ſans doute que cela procede de la difference de l'Organe, qui rend la vertu d'imaginer plus ſubtile ou plus pesante selon qu'il est biē ou mal disposé, Si cela est, vous ne pouuez nier que cette faculté ne puisse estre blessee, car comme d'vn costé la bonté de l'Organe la fait excellente, de l'autre l'alteration & la mauuaise complexion du mesme Organe la peut rendre vicieuse, corrumpuë, ou deprauée.

Dans les grandes Alienatiōs d'esprit, elle n'est pas toute seule offecee, parce que la cause du delire occupe le*Cerueau tout entier & eſt aſſez puiſſante pour troubler la Phantaiſie, la Memoire & le Iugement. Mais ſi la cauſe qui fait le deſordre n'eſt pas forte, ou qu'elle trouue les facultez plus diſpoſees les vnes que les autres à receuoir ſon impreſſion, en ce cas l'vne des trois peut ſouffrir, quoy que les autres demeurent ſaines & entieres.

**Si magnũ delirium superuenerit omnes pariter animi facultates perturbantur, modo æquali, modo inæquali iactura.* Andernacus, *Comment. 1. dialog. 6.*

L'Imagination eſt deprauée toute ſeule dans

le Vertige, car celui qui penſe que tout tourne aupres de lui,ne pert pas la Memoire pour cela, & il lui reſte aſſez de Iugement pour reconneſtre que ce n'eſt qu'vne fauce apparence, C'eſt pour quoy tous nos Medecins rangent cette maladie entre les Symptômes de l'Imagination bleſſée.

Ce Phrenetique dont parle Galien au liure de la differ. des Symptômes, prouue aſſez clairement que la Phantaiſie peut eſtre troublée, il parloit conſequemment, il appelloit les choſes par leur nom, & auec cela il s'imaginoit entendre des ioueurs de flûte dans la ruelle de ſon lict, & s'en trouuoit ſi importuné qu'il commandoit inceſſamment qu'on les fiſt retirer, cette faute ne pouuoit eſtre imputée qu'à l'Imagination, puiſque ſelon l'auis de Galien la Memoire & la Raiſon n'eſtoint point épeſchées.

Si l'Imagination eſt egaree dans le Vertige & dans quelques especes de Phrenesie, elle ne l'est pas moins dans la Melancholie; Cette verité est appuyée du témoignage du mesme Auteur en ces termes, * *Phantasia in primis læditur*, * *ratio vero nec in omnibus nec multum*. Et Cornel. * Celsus *quidam imaginibus non mente falluntur*, marquez ces mots, *imaginibus non mente*, *c'est l'Imagination qui les trompe & non pas la Raison*, voila tout le contraire de ce

* *2. de caus. symptom.*

* *In Melancholia.*

* *lib. 3. de re med. c. 18.*

que vous dites.

Auicene definit la Melancholie *mutatio existimationum & imaginationum.* Leonus parle nettement contre vous * quand il dit, *la Melancholie est vne maladie dans laquelle les facultez animales sont blessees, non pas toutes mais * l'imagination seulement.* Et Aratæus *in Melancholia Phantasia in primis læditur.*

* cap. de Melancholia.

Fracastor ne croit pas se faire tort de parler comme les autres, *videre se putant ea quorum * imagina-*

* de intellectu lib. I.

tionem fecere ; hoc maxime patiuntur extatici, nam ipſi factâ imaginatione fixâ ſeſe videre putant Angelorum choros, fixam autem imaginationem facit Melancholia.

La ſeconde Raiſon eſt tirée de ce que l'Imagination ne s'occupe pas ſeulement à conceuoir de ſimples phantômes, comme vous dites, mais outre cela à compoſer ou diuiſer les Images qu'elle a feintes & formées. C'eſt pourquoy elle eſt capable de commettre vne infinité de fautes, car elle peut vnir des Choſes naturellemēt ſeparées, ſeparer les continuës, & confondre des eſpeces qui n'ont aucune liaiſon ny rapport par enſemble. Elle peut attacher des aiſles aux Elephans, donner des cornes aux Oiſeaux, repreſenter des Cyclopes, des Minotaures & des Chimeres. Elle peut mettre ſur le Corps d'vn Homme la teſte d'vn cheual, & former vne infinité de Phantômes impertinens, Et comme ce ne luy eſt pas vn vice d'auoir la puiſſance de les feindre par plaiſir quand il plaiſt à la Volonté, de meſme c'eſt en elle vne imperfection notable de les former ainſi de trauers, par vne mauuaiſe habitude, & d'y eſtre determinée par la mauuaiſe qualité de l'Humeur melancholique, ou par la confuſion des Eſprits.

S'il faut faire vn Raiſonnement, c'eſt elle qui preſente les Images au Iugement, & ſi elle eſt empeſchee,ou troublee par cette fâcheuſe Humeur noire, elle met derriere ce qui doit eſtre deuant, & deuant ce qui doit eſtre derriere, Apres cela ſi la Raiſon ſe trompe,& manque à diſcerner des Eſpeces ſi confuſes, il faut auoüer que l'Imagination a cauſé ce deſordre, & qu'elle a failli la premiere.

Outre la faculté de compoſer, ou ſeparer,

d'ordonner bien ou mal, les Phantômes, Ariſtote donne à l'Imagination la puiſſance de Iuger, c'eſt au liure *de inceſſu animal.* qu'il dit ἡ φαντασία καὶ ἡ αἴσθησις τὴν αὐτὴν τῷ νῷ χώραν ἔχουσι κριτικὰ γὰρ πάντα *la Phantaiſie & le ſens commun occupent la meſme partie que l'intellec, par ce qu'ils iugent*; Si cela eſt c'eſt vne grande ignorance de ſoûtenir qu'elle ne peut faillir, puis qu'elle ne peut pas auoir la faculté de * iuger ſans eſtre ſuiette à faire de bons &

* *Auec dependence de l'organne.*

de mauuais iugemens.

Ie dy en troisiéme lieu, que *l'Imagination prise in actu secundo*, c'est à dire pour les actes de la faculté d'imaginer, *peut estre fausse ou mal faite*. La verité de cette proposition depent & suit euidemment de celle que ie viens de prouuer, car si la faculté d'imaginer est blessee, il faut necessairemẽt que ses actiõs soint deprauées; C'est ce que veut dire Fernel. au chap. 2. *de symptomat. & sign. Phantasiæ functiones*

Que l'imagination peut estre fausse.

læduntur bifariam, vel enim non fiunt vel malè fiunt; Rursus malè bifariam dicitur, vel enim diminutè vel deprauatè.

Quant à la fauceté elle leur appartient, non pas purement & simplemēt, mais eu égard à leur obiet; c'est à dire qu'elles ne sont pas en soy necessairemēt fauces ou vrayes, mais seulement par le rapport ou la disconuenance qu'elles ont auec la chose à laquelle elles sont appliquees, par Exemple, Lors que quelqu'vn s'imagine auoir le Nez de verre, cette pẽsee eſt fauce, non pas en ſoy, mais en tant qu'elle eſt rapportée à vn Obiet qui n'eſt pas tel qu'il eſt phã-taſtiqué. Ce Phantôme qui repreſente pour lors vn Nez de verre a cela de vray, qu'il eſt l'Image reelle, & la veritable Eſpece d'vn Nez de verre, mais il eſt faux, en ce qu'il eſt ſubſtitué pour vn autre, & employé à vn vſage qui ne lui conuient point, c'eſt à dire à repreſenter vn Nez qui eſt de Chair & de Sang.

Pour vous faire entendre cette difficulté, ie me veux ſeruir d'vne de vos penſees, laquelle eſt conceuë dans la page 50. de vôtre liure, en ces termes. *Quand la glace d'vn Miroir repreſente les Obiets comme ils ſont, on ne la peut pas accuſer de n'eſtre pas fidelle, encor que les Images qui pareſſent dans ſon Chriſtal ſoint monſtrueuſes.*

Ie demeure d'accord de

cette verité, pourueu que vous me reconnesſiez auſſi, que ſi la glace du Miroir ne repreſente pas les Obiets tels qu'ils ſont, il eſt permis de dire qu'elle eſt fauce. De meſme quand l'Imagination repreſente à l'Entendement les choſes telles qu'elles ſont, on ne doit pas dire qu'elle trompe ou qu'elle eſt bleſſee, mais ſi elle ne fourniſt que des Phantômes contrefaits, & differens tout à fait de la Choſe imaginée, en ce cas on la peut accuser d'estre deprauée; & de tromper le iugement par de fauces idées.

C'est pour cela qu'Hippocrate dit expressement au liure des Glandules, *que la Raison est troublée quelque fois par des imaginations fauces & absurdes* ἡ γνώμη ταράττεται, ἀλλοκότοισι φαντάσμασι, *mens turbatur peregrinis imaginationibus*; Et Aristote au 3 l. *de* * *anima* φαντασίαι γίνονται αἱ πλείους ψευδεῖς *Imaginationes pleræque falsæ sunt*; Nous lisons

* ἀλλοῖα φρονῶν, & ἀλλοῖα ὁρέων. *Aliena cogitans, & aliena videns.*

la mesme chose dans Aetius, *melancholica deliria multiformia sunt propter peculiares CORRVPTAS imaginationes*; Et dans Sennertus *æger multa falsa, inepta, absurda, imaginatur*. Trallianus appelle * ces fausses veuës, *vanas imaginationes*; Aretæus, *melancholica & tenebricosa phantasmata*; Andernacus, *alienas cogitationes, visa falsa*; Campanella, *falsas notitias*.

Apres tous ces grands Hommes, il me reste vn Auteur à produire con-

μελαγχολικαὶ παραφροσύναι πολυειδεῖς μὲν εἰσι ταῖς κατὰ μέρος ὑπὸ λοις φαντασίαις.

Cap. de melanch. ex Galen.

tre vous, duquel vous auez meilleure opinion que de tous les autres ensemble; C'eſt Vous-meſme à la 54. page de voſtre liure; *C'eſt* (dites-vous) *noſtre iugement qui fait la faute, s'il approuue mal à propos vne viſion erronée, que la Raiſon n'a pas rectifiee, parce qu'elle n'a peu diſcerner la verité du menſonge.*

Voyez vn peu quell'eſt la force de la verité, puiſque vous n'auez peu vous empeſcher de la reconneſtre au meſme endroit que vous eſtiez plus obſtiné à la combattre. Ce que nous appellons *erreur d'Imagination*, vous l'appellez *viſion erronee*; Nous diſons que *l'Imagination a failly*, & vous, *qu'elle preſente des viſions qui ont beſoin d'eſtre corrigees*; Nous ſoûtenons qu'elle eſt fauce, & vous, *qu'elle offre quelque fois le menſonge pour la verité*.

Ie n'en demande pas dauantage; Vous confeſſez que c'eſt l'Imagination qui ſurprent la

Raiſon, & la trompe par de fauces apparences; Cela s'appelle proprement faillir, & eſtre bleſſée.

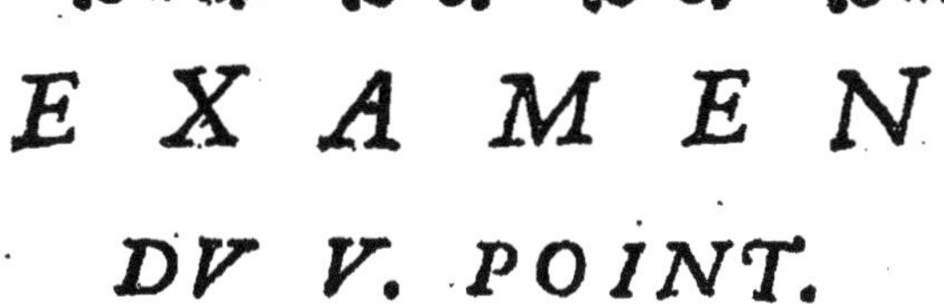

EXAMEN
DV V. POINT.

LE cinquiéme des Points que ie veux examiner, conſiſte en ces paroles, *que l'on ne ſe pleigne point; Ie laiſſe à la Melancholie la poſſeſsion des Priuileges qu'elle a de produire des raretez; Et ie veux bien croire ce Paradoxe qu'ell'est assez puissante, pour faire predire les choses par des visions anticipees*, &c.

Si Mr. Duncan auoit entrepris de prouuer cette proposition, ie ne le trouuerois pas étrange, Car supposé qu'il voulût détruire la Possession, il y paruiendroit facilement apres auoir montré que la Melancholie est capable de faire deuiner les choses à venir.

Mais vous qui écriuez contre luy, & qui appellez égarez & ridicules ceux qui attribuent les signes de possession à la Melancholie, I'auoüe que ie ne puis comprendre pourquoy vous soûtenez ce Paradoxe, lequel étant prouué ruine entierement vôtre cause.

La fin de l'Orateur c'est de persuader, mais en cette occasion tout vôtre auantage consiste à n'estre pas crû, Et le plus grand mal qui puisse arriuer au parti que vous tenez, c'est qu'on estime veritable ce que vous dites pour ſe defence.

Si la Melancholie a ce priuilege que vous lui donnez, Que deuiendront toutes ces preuues que l'on tire de la Reuelation des choſes occultes? Que ſeruiront les Argumens ſur leſquels vos Atteſtatiōs ſont fondées? Faites tout ce que vous voudrez, ſi vous permettez vne fois à ceux qui nient la poſſeſſion, de croire que la Melancholie donne des lumieres particulieres pour les chofes quidoiuẽt arriuer, Iamais vous ne leur perfuaderez qu'il n'i a point de cette Humeur à Loudun, & quelque Signe que vo⁹ leur apportiez, ils vous diront toûiours qu'il n'eft pas plus difficile à faire que de reueler les Chofes futures. Si vous les combatez de l'Intelligence des Langues, ils vous répondrõt, *fi Melancholici furore correpti futura prædicunt, poterunt inaudita & incognita loqui.*

Riol. in lib. de abdit.

Si vous leur obiectez les mouuemens & les agitations du Corps, Ils penſeront vous auoir ſuffiſamment ſatisfait en uous diſant, que la Melancholie ne doit pas eſtre creuë auoir moins de pouuoir ſur le Corps que ſur l'Eſprit, & que ſi elle peut porter l'Entendement iuſques à la conneſſance des Choſes à venir, elle peut bien auſſi rehauſſer la qualité des mouuemens, & produire quelques Symptômes extraordinaires. En vn mot, vous leur donnez le moyen de ſe defendre, & de reuoquer en doute tous les ſignes du Rituel.

Que ſi la neceſſité de groſſir vôtre liure vous a ietté dans ce diſcours, vous deuiez à tout le moins vous ſouuenir de ce que vous auiez dit au commencement. Et puiſque vous auiez repris M. Duncan comme ſectateur de Pomponace, il ne vous eſtoit plus permis de le citer contre luy dans les mesmes choses que vous auiez vn peu auparauant condannées; Vous estiez obligé de suiure la negatiue de vôtre Paradoxe, & outre qu'en cela vous eussiez parlé cõsequemment, vo⁹ eussiez peu vous vanter de tenir l'opinion la plus seure & la plus receuë parmy les Medecins. Vous pouuiez citer ces paroles de Sennertus, *Diabolum se se immiscere Melancholiæ patet ex eo quod* *ægri futura prædicunt, arcana patefaciunt*, &c. *Et celles de Mercatus, *si accidérit Melancholiam à Dæmone proficisci, monstratur multis quæ sic affecti proferunt, quæ antea ignorabant.* Valesius traitte subtilemẽt cette Question, & prouue à mon auis demonstratiuement que la Melancholie ny autre cause naturelle ne peut donner la faculté de deuiner *cum diuinationem vident & inspirationem non agnoscunt causantur naturam, sed longè credibilius est Dæmo-*

* Cap. de Melanch.

nem tacitè rem quampiam Phantasiæ repræsentare quam esse vim naturalem agnoscendi futura. c. 30. de Sac. Phil.

Mais dites vous, *si l'on ne peut trouuer une cause naturelle de ces predictions, il faudra honteusement auoüer que tous les Melancholiques ont le diable au Corps.* Page 65.

L'on diroit à vous oüir que tous les Melancholiques prophetisent, & cependant il s'en trouue si peu que ie m'asseure que vous n'en auez iamais veu aucun. Pour moy ie ne dy pas que tous les Melancholiques ſoint poſſedez, mais ie tiens pour conſtant que tous ceux d'entre eux qui prediſent, ne rencontrent que par haſard, ou bien par l'aſſiſtance d'vn bon ou d'vn mauuais Demon. Quand ils diſent ce qui doit arriuer, non pas vne fois mais pluſieurs, & répondent tellement quand on les interroge, qu'il ſemble qu'il y ait en eux vne habitude & vne faculté de deuiner, il faut croire en ce cas là qu'il y a quelque chose de plus qu'Humain, mais s'il ne leur est arriué qu'vne fois, & à l'heure qu'on y pensoit le moins, il y a sans doute plus d'heur que de science, & plus de hasard que de genie; *casu fieri raras illas quæ narrantur diuinationes, constat quia quod per se & ex facultate fit, semper aut plerumque fit, quod casu, rarò, aut semel tantum.*

Ces Femmes bacchantes & furieuses qui rendoient anciennement des Réponces, deuinoient de la premiere façon, Leur Extaze n'étoit point vn effet de l'Humeur Atrabilaire, puiſque vn meſme* Demõ leur inſpiroit la Fureur & les Oracles tout enſemble.

* Πονηρὰν δύναμιν συγχυτικὴν εἶναι διανοίας ἐπιβουλεύουσαν τῇ ἀνθρωπίνῃ φύσει, &c. S. Basil.

Immanis in Antro
Bacchatur vates magnum ſi pectore poſsit.
Excuſſiſſe Deum.

Mais ceux qui ſont ſimplement Melancholiques, ou plutôt Maniaques, s'ils deuinent quelque chose, c'est temerairement & par hasard; Et quand cela leur arriue, ce n'est pas que l'Humeur melãcholique leur donne des lumieres particulieres, mais seulemẽt par ce que dans leur furie, ils parlent incessamment, & disent tant de choses, qu'il est bien difficile qu'il ne s'en trouue quelqu'vne veritable. Lors que la Bile les picque & les tourmente, les Esprits sont violamment agitez, les especes passent rapidement deuant leur Phantaisie, D'où vient qu'ils ont vne infinité de visions confuses, & tant que la langue peut suiure leur pensee, ils tâchent de les exprimer, Et si l'Euenemẽt en confirme quelqu'vne, il est vray de dire qu'ils ont parlé de la chose à venir, mais il est faux qu'ils l'ayent preueuë.

Iugez de là combien vous trauaillez inutilement d'employer cinquante pages à donner de mauuaiſes Raiſons d'vne choſe qui ne ſe fait point, puis qu'en effet les predictions des Melancholiques ne releuent point leurs conneſſances, & ne les rendent pas plus Sages.

S'il y auoit vn moyen naturel de deuiner, il ne le faudroit pas chercher comme vous faites dans le deſordre & la confuſion qui ſe rencontrent toûiours dans la teſte des Maniaques, Il ſe trouueroit bien plutôt dans vn Cerueau biẽ net & bien ſain, dont les Eſprits ſeroient purs & nullemét agitez ou noircis par la fumée de l'Humeur atrabilaire. Ce n'eſt pas comme* vous dites l'excés du chaud & du ſec qui peut perfectionner les facultez de l'Ame, & leur donner des conneſſances tranſcendentes, l'excellence de leurs operations depent principalemẽt d'vn temperament exquis* & loüable, ſi bien aſſaiſonné du

Page 67. Il s'éleue de la Melãcholie des Eſpris fort delicats, qui par leur tenuité & grande chaleur aiguiſent la Phantaiſie des Hypochondriaques, & leur inſpirent des conneſſances & des penetratiõs.

** Non ad pondus ſed ad iuſtitiam.*

Sec, du Chaud & de l'Humide, que les qualitez de l'vn ne soient point vaincues & domptées par l'actiuité de l'autre.

Hippocrate a diuinement expliqué cela au 1. liure *de diæt.* Il dit que l'Organe & l'Instrument principal de l'Ame est composé de feu & d'eau, & qu'elle n'est iamais plus sage, que lors que ces deux Elemens sont bien meslez ensemble, *ex his anima temperata sapientissima est, si verò aliquo ascita-*

* Ἐκ τούτων δ' ἡ ψυχὴ συγκριθεῖσα φρονιμω-

mento vtens alterutrum horum augeſcat, aut contabeſcat deſipientiſſima ſit.

τάτη; εἰ δέ τινι ἐπαγωγῇ χρεομένη τούτων ὁκότερον αὐξηθείη, ἢ μαραίνοι, ἀφρονεστάτη ἂν γένοιτο.

Ie ſerois trop long ſi ie voulois examiner par le menu, & refuter toutes les fautes que vous auez commiſes dans la confirmation de vôtre Paradoxe; I'en remarqueray ſeulement trois en paſſãt. La premiere, que tout ce que vous dites conuient bien mieux aux Maniaques qu'aux Melancholiques. La ſecõde, que c'eſt errer bien lourdement, de croire que les Esprits * de l'Humeur atrabilaire seruent de matiere à la vertu d'Imaginer, & luy communiquent la tenuité & la chaleur. La troisiéme, que la comparaison que vous faites des Medecins auec les Hypochondriaques est impertinente, car ceux-là predisent *per* λογισμοὺ, c'est à dire qu'ils iugent que l'effet doit arriuer par la presence de sa cause, par signes ou autrement, Mais ceux-cy

* *Ce sont des exhalaisons, qui n'approchent point de la Noblesse des Espris animaux* ψευδοπνεύματα.

dans leur fureur ne iugent ni ne connessent, ils sont incapables de mantir, & par consequent de dire vray.

Agrip. de vanit. scient.

Quid aliud putabimus furorem, quam alienationem humani animi ab ipsis malis dæmonibus exagitati? somniatoribus annumerandi sunt ii qui, eos qui præsentium notitiam, & præteritorum memoriam, omnemque humanum sensum perdiderunt Diuinam futurorum præscientiam assequutos putant,

Ie ne puis encore passer sous silence ce que

vous dites à la 58. page de vôtre liure. *Quand ie dy auec asseurance que les causes naturelles n'ont pas tant de pouuoir que le Peuple pense, ie croy que ie ne dy rien qui ne soit veritable, puisque la plusspart de ceux qui font les grands Espris parlent des forces de la Nature auec autant de hardiesse, que s'ils auoient vn état des choses qui lui appartiennent paraffé de la main de Dieu.*

Cette Boutade a pleu à quelques vns qui n'ont consideré que les paroles, mais tous ceux qui l'ont examinée de prés & qui ont comparé ce diſcours auec la page precedente, l'ont trouué inſolent & indigne d'vn Ecriuain iudicieux. En effet il y a de la temerité en ceux qui parlent ſi hardîment des Choſes, qu'il ſemble qu'elles leur ont eſté reuelées; Nos ſentimens doiuent eſtre modeſtes, puis qu'ils ne ſont pas certains, & que le plus ſçauant hõme du Monde eſt beaucoup plus ignorant que le moindre des diables, Mais puiſque vous auez cette conneſſance pour les autres que ne l'appliquez-vous à vous meſme? quel droit auez-vous de parler auec aſſeurance* puiſque vous ne permettez pas aux autres de parler auec hardieſſe? C'eſt vous ſans doute qui auez la Clef des cauſes naturelles, & auquel Dieu a remis l'Etat de toutes choſes paraffé de ſa main, autrement vous ne feriez

* *Quand ie dy auec aſſeurāce. page 50.*

pas ſi hardy que d'écrire, *que l'on ne ſe pleigne point, ie laiſſe à la Melancholie la poſſeſſion de ces Priuileges. Bien qu'il ſemble que ie reduiſe la Nature au petit pié, ie ne laiſſe pas de luy conſeruer ſes droits. Ie la maintiens dans les choſes ou elle eſt bien fondee.*

Sans menti il faut eſtre bien aueugle pour parler de la ſorte, & reprandre les autres en meſme temps d'auoir trop de Hardieſſe.

EXAMEN DV VI. POINT.

APres auoir examiné vos raiſons generales & communes à toutes les Femmes, ie veux faire voir en ce dernier point, que celles que vous alleguez comme particulieres, & propres au fait de Loudun, ne ſont pas meilleures; Entre pluſieurs que vo⁹ rapportez, i'en choiſiray ſeulement deux ſur leſquelles il me semble que vous faites plus de Force que sur les autres. Voici la premiere.

Qui considerera ces Filles dans leur enbonpoint, ne iugera iamais que la Melancholie qui est la source des plus grands & des plus dangereux maux qui attentent à la vie, se puisse accommoder auec la santé parfaitte dont elles iouissent toutes depuis trois ans & plus.

Et en vn autre endroit, *il faudroit que nous eussions fait veu de n'estre pas raison-*

nables, pour croire que des personnes bien saines au iugement de tous les sens, ont les maux les plus dangereux qui puissent attaquer la vie.

Ce discours est tout à fait contraire à l'experience qui nous fait voir tous les iours des Melancholiques qui se portent si bien qu'il semble que le Corps se réiouïsse pendant que l'Esprit est à la gesne; Nous remarquons entr'autres des Femmes qui ont le Teint si frais & si vermeil, qu'il est aiſé de iuger que *malum ad mentem non ad corpus vertitur, leur mal afflige plus l'Eſprit que le Corps.*

Vous trouuez difficile à croire que des Filles ſupportent les Symptomes & les Accés de la Melancholie quarante mois entiers, & vous ne prenez pas garde qu'il y en a beaucoup en vie qui ſont maniaques, & qui ont reſiſté aux aſſauts de la Rage & de la Furie depuis quarante ans, Tant s'en faut que *Celſe

* *Loco citato.*

eſtime cette Maladie auſſi dangereuſe à la vie que vous faites, qu'il l'appelle *genus morbi longiſſimum adeò vt vitam non impediat.*

Si vous eſtes en peine de ſçauoir pourquoy les Melancholiques & les Maniaques viuent ſi long temps parmy les tourmens qu'ils ſe donnent, & les fautes qu'ils commettent dans le Regime de viure, vous le pouuez apprendre bien au long dans Mercurial, dans Sennertus, & beaucoup d'autres qui traittent expressement cette question, Ce qui m'étonne c'est que vous n'ayez pas remarqué cela dans vn liure d'Hippocrate que vous auez cité * ou il est dit expressement, *morbus hic diuturnus est & consenescentes, si ita futurum est relinquit, sin minus commoritur.* Et Galien, *vt cunque acciderint hi morbi, omnibus protelantur.*

* Ἡ δ' νοῦσος χρονίη, καὶ ἀπογηράσκοντας ὧν μέλλη ἀπολείπειν, ὧν δ' μὴ συναποθνήσκει. 2. de morbis.

* De melanchol. Hipochōdr. ex Diocle.

Ie ne dy pas que la Melancholie ne degenere souuent en d'autres Maladies qui apportent a-uec elles des Symptômes tres-facheux, ie ſçay bien que cela arriue quelque fois, mais ie nie qu'elle ſoit ſi dangereuſe qu'il faille ſoûtenir qu'vne Femme ne la peut ſouffrir ſans perdre la vie & l'enbonpoint.

La 2. eſt telle, *Entre les Melancholiques l'on n'a point oui parler qu'il y en euſt eu aucun qui voulût ſe faire du mal pour perſuader aux Hommes qu'il fuſt ce qu'il s'eſtoit imaginé*, l'*Humeur de nos poſſedees* Page 122. Page 124.

seroit donc biẽ particuliere, &c.

Que les Melancholiques se font du mal.

Ie voy bien que vous ne sçauez pas toutes les façons de faire, ni les biiarres Humeurs des Melancholiques, car il n'est rien de si frequent que de voir ces pauures mal-heureux se faire du mal, mettre leur vie en danger, voire mesme se donner la mort; *Vous en verrez quelques vns*, dit Galien, *qui sont si perdus d'Esprit & si éloignez de leur bon sens, qu'ils se font mourir quoy qu'ils craignent la mort.*

Quosdam etiam alieno atque extraneo videbis animo vt pote qui simul mortem & metuant & sibi consciscant 3. de loc.

Nous liſons dans Hippoc. au liure que i'ay deſia cité que pluſieurs ſe ſont étranglez ;* *ſed & alium horribiliter compellat, & in puteos proſilire, ac incidere iubet, & ſtrangulari tanquam meliora ſint hæc, & omnem vitæ vtilitatem excedentia.*

* ἕτερον οὖν καὶ φοβερὰ ὀνομάζει καὶ κελεύουσιν ἅλλεσθαι καὶ καταπίπτειν ἐς τὰ φρέατα καὶ ἄγχεσθαι.

Les filles Mileſiennes furent autrefois agitées d'vne meſme fureur, car au rapport de Plutarque elles ſe pendoient toutes ſans qu'on leur peût oſter ce cruel & pernicieux deſſein, ni par raïsons ni par prieres. Τὰς μιλεσίων πότε παρθένους δεινόν πάθος καὶ ἀλλόκοτον κατέσχεν ἐπιθυμία θανάτου καὶ πρὸς ἀγχόνην ὁρμὴ περιμανής. *la Melancholie leur inſpira non ſeulement le deſir, de mourir, mais de mourir d'vne meſme ſorte.*

Telle eſtoit auſſi la Manie de ces pauures Femmes de Lyon, *quæ cateruatim ſe ſe in puteos præcipitabant.*

Vous me direz *que vous ne doutez pas qu'il ne s'en trouue pluſieurs qui ſe font du mal, mais non pas à deſſein de perſuader aux autres qu'ils ſont en effet ce qu'ils pensent estre;* Si cette distinction est veritable vous en meritez l'honneur tout entier, car personne ne s'en est serui auant vous ; N'est-ce point se faire du mal que de se faire mourir ? & cependant nous en voyons plusieurs qui ne veulent point manger afin de faire croire qu'ils sont morts, ils aiment mieux mourir de faim que de dõner en mangeãt vn signe qui les puisse conuaincre d'estre en vie.

I'ay veu vn Religieux, qui s'estãt persuadé estre mort, ne peut iamais estre forcé à prendre de la nourriture; on le baillonna , on y employa toutes sortes d'inuentions & d'artifices , il rendit tout cela inutile , & fist parestre qu'il aimoit mieux mourir que de faire quelque chose qui peût dementir l'opinion qu'il auoit d'estre mort ; Il s'en trouue d'autres qui estãs tombez dans cette Réuerie derobent ce qu'ils peuuent pour ſe nourrir, la faim les contreint de mã-ger pourueu qu'il n'y ait point de Témoins, ce ſont ceux-la deſquels parle Celſe, *quidam etiam Artes adhibent, quelques vns employent la Ruſe & l'artifice pour maintenir leurs Imaginations, & ſe gouuernent auec tant d'induſtrie qu'il eſt bien difficile de comprendre, comme quoy ils peuuent conduire leur folie auec tant de ſageſſe.*

Nous leur pouuons comparer celui dont vo⁹ parlez qui s'imaginoit eſtre de beure ; Car puis qu'il ne voyoit iamais le feu qu'auec des cris épouuentables, ie m'aſſeure qu'il euſt mieux aimé tranſir de froid que de s'en approcher; Cet autre qui croyoit nayer tout le Monde en piſſant eſtoit dans vne pareille obſtination, & quoy qu'il ſe fiſt vn tres-grand mal de rètenir ſon eau, ce pendant il eſtoit reſolu de le ſouffrir plutôt que de chocquer ſa Phantaiſie; ſi on ne l'euſt trompé pour le guerir, cette opiniâtreté lui euſt coûté la vie.

CONCLVSION

Encor que i'aye montré aſſez clairement que vos Raiſons particulieres ne ſont pas de meilleure trempe que les generales, ie ne pretens pourtant pas que ce que i'ay dit contre les vnes & les autres face rien contre les R. de Loudun. La cauſe que vors deffendez eſt fort bonne, mais vous la traittez mal, Ell'a de meilleures preuues que celles dont vous vous ſeruez, & quoy qu'en ma conſcience i'eſtime la Poſſeſſion veritable, ie ne laiſſe pourtant pas de dire hardiment que tout Homme qui la croit ſur vos principes ſe trompe, & manque autant de iugement que celui qui la nie tout à fait.

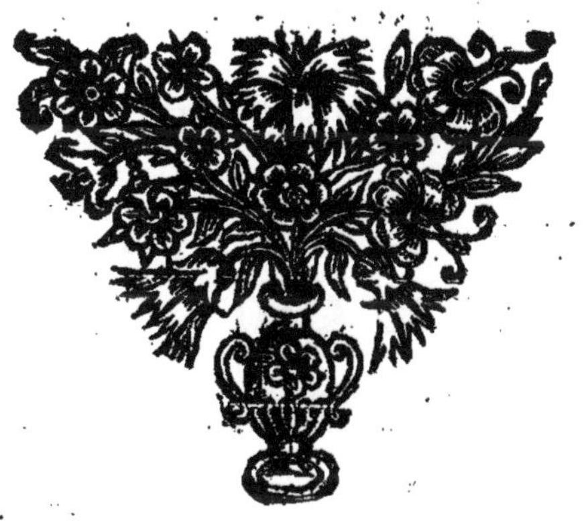

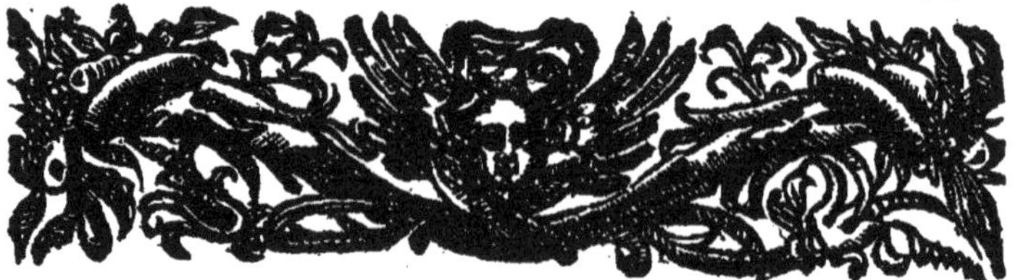

EXAMEN

DES MARGES.

C'EST vne chose assez familiere aux bons Auteurs d'enrichir leurs Marges de belles & doctes citations, Mais de les farcir de rapsodies; ou de textes contraires, cela n'appartient qu'à ceux qui se mocquent du monde; Si le fonds de voſtre diſcours eſt mal raiſonné, vos autoritez ſont encores plus mal employées, vous citez des Auteurs contre leur propre ſens, & qui pis eſt le meſme texte que vous alleguez n'a le plus ſouuent point de force que contre vous-meſme.

Vous vous eſtes trompé dés la premiere de vos Marges, car Valeſius ne dit * pas vn ſeul mot dans tout le Chapitre 15. de ce que

* Quoy qu'il en parle ailleurs.

vous pretendez.

La seconde n'est autre chose qu'vne inuectiue contre Pomponace, si vous en fussiez souuenu sur la fin de vôtre liure vous ne l'eussiez pas suiuy, ni cité pour confirmer les mesmes choses pour lesquelles il est taxé en cet endroit.

Page 3 qui naturæ limites ad summam impietatem, &c.

La 3. n'est pas de vous, vous l'auez transcritte du liure de M. Duncan sans y mettre rien du vôtre que trois fautes, γοητεῶν pour γοητειῶν ἔχτρων pour ἔχθρων, ἐπῦχται pour ἐπῆχθαι.

Les ſept autres qui ſuiuent dans la ſixiême page ſont de plus grande importance, & meritent vne reueuë plus particuliere, vous les employez pour prouuer que toute Melancholie vient d'vn excés de chaleur & ſechereſſe, Et mal à propos; Car elles ne peuuent valoir que pour la Melancholie Hypochõdriaque, Voici la premiere, *Hippocrates ſub nomine* ἀψώδωτης *eius * causam agnoscit incendium cum rubore. 2. de morbis.* *Id est melancholiæ.

Hippocrate au second de morbis a dit, que la cause de la Melancholie estoit vn embrasement auec rougeur.

Iamais Hippocrate n'a pensé à cela, & ie vous deffie de nous montrer que dans le 2. *de morbis*, ou dans tout le reste de ses œuures il ait fait cette proposition. Il décrit vne maladie qu'il appelle αυφωή & sans parler des causes qui la produisent, il en rapporte les Symptômes, *neque ſine cibo eſſe neque cibum acceptum tolerare poteſt, vbi ſine cibo manet viſcera ſugunt, & vbi cibum accepit ructus adſunt, & cum rubore exardeſcit*; Il y a au grec φλογιᾶ, ſi vous euſſiez bien leu, iamais vous n'euſſiez rapporté aux cauſes de la maladie, ce qui ne ſe peut entendre que du malade.

Sçachez donc que vous vous eſtes trompé, & qu'Hippocrate ne veut dire autre choſe en cet endroit, ſinon que celui qui eſt incommodé de cette maladie (qu'il appelle deſechante quelle qu'elle ſoit) eſt tout en feu auſſi toſt qu'il a mangé, φλογιᾷ *exardeſcit cum rubore.* Vous faites tort à ce diuin Eſprit de lui faire dire que la Rougeur eſt cauſe de la Melancholie, S'il eſtoit encor au monde il ſeroit tout en feu & tout rouge de cholere de ſe voir cité par vn homme qui le traitte ſi mal, & qui lui fait dire de ſi grandes impertinences. *Hippocrates sub nomine Anantes*, Si vous euſſiez entendu cette diction, vous euſſiez bien ſceu qu'elle vient de ἄυω qui ſignifie *ſicco*, & par conſequent qu'il failloit écrire αὐάντης & non pas ἀνάντης; Il y a dans le texte περὶ νοῦσος αὐάντη λεγομένη.

Ie ne veux pas icy diſputer contre vous ſi cette maladie ſe doit prendre pour la Melancholie ou non, ie me contente de vous faire remarquer que vous auez mal prins le ſens d'Hippocrate en cet endroit, par ce qu'il ne dit point, *cauſam Melancholiæ eſſe incendium cum rubore*.

* πλεῖον τὸ θερμὸν τοῦ προσήκοντος.

En la ſeconde,* vous citez ces paroles de Diocles que vous auez priſes dans Galien,* *plus caloris quam decet habere in venoſo genere*.

* Des ſept contenues en la ſixiéme page.

C'eſt grand cas, que vous ne pouuez toucher à vn paſſage ſans le corrompre; Le Texte porte, ἐν ταῖς φλεψὶ τῶν τροφῶν ἐκ γαστρὸς δεχομέναις, *in venis quæ excipiunt alimentum ex ventriculo* ; Ce n'eſt pas ſans myſtere que vous dites, *in venoſo genere* au lieu de *in venis quæ excipiunt alimẽtum è ventriculo*, par ce que vous voulez faire valoir cette autorité pour la ſeconde eſpece de Melancholie, dont la cauſe materielle eſt contenuë dans les venes, & d'autant que ces paroles, *venæ quæ excipiunt alimentum è ventriculo* ne deſignẽt encor que la premiere Region du Corps ; Vous les auez changées, & mis en leur place *in venoſo genere*, comme ſi l'intention de l'Auteur auoit eſté de dire que la cauſe de Melancholie vient d'uu excés de chaleur qui brûle dans toutes les venes, Mais comme il ne décrit en ce lieu là que la Melancholie Hypochondriaque, auſſi n'atil dit autre choſe ſinon *flatuoſas vocatas affectiones ſuſpicandum eſt plus caloris quam decet habere in venis quæ alimentum excipiunt à ventriculo.*

** Corrigez cette faute que vous auez mise dans la 3. φλόζωσιν exurens, au lieu de exurentem.*

La 3. 4. 5. & 6. ne prouuent autre chose sinon que la Melancholie, ou affection Hypochondriaque viennent souuent d'vne intemperie chaude & seche; Ce sont des autoritez particulieres desquelles vons ne pouuez tirer la consequence que vous pretendez, à sçauoir *que toute Melancholie vient de chaleur & secheresse*; Car ie vous ay fait voir au second point que les mesmes Auteurs reconnessent le contraire. Ce qui vous trompe c'eſt que vous argumentez du particulier au general, & ainſi vos concluſions ſont quaſi toutes mauuaiſes.

La ſeptiéme eſt cellecy, *his aſſentitur eruditiſsimus D. Sennertus lib. 3. pract. med. partic. 5. ſect. 1.*

Voici bien la plus plaiſante choſe du monde, vous auez pris de lui les ſix autoritez precedentes, & puis vous faites l'ignorant, & affin de faire croire que vous les auez leuës chacune dans ſa ſource, vous dites froidement *his aſſentitur Sennertus, &c.* Vous ne laiſſez pourtant pas de vous méprendre, car il n'eſt pas de l'auis de tous ceux qu'il cite ſur cette queſtiõ, & principalemẽt de ceux qui croyent que la Melancholie Hypochondriaque vient touiours d'Inflammation; Au contraire il reconneſt que l'Intemperie froi de de l'Eſtomach y cõtrique beaucoup, & contre ce que vous dites *que cette maladie ne ſe fait iamais que de bile iaune ou noire.* Il dit expreſſement au meſme endroit, *quod ad humorem huius mali cauſam attinet, eſt ille non vnius generis ſed varius, bilioſus melancholicus pituitoſus acidus, &c. proinde tum frigidæ, tum calidæ intemperiei ſigna adſunt.*

Dauantage vous le produiſez pour prouuer que les Femmes ne peuuent eſtre melancholiques, & vous ne prenez pas garde qu'il dit au meſme lieu *sæpe in foeminis Hypochondriacæ affectiones ita sunt similes vix vt discerni queant, imo sæpè coniunguntur.*

Page 13.

Pour prouuer que la Melancholie Hypochondriaque vient *d'vne chaleur excessiue qui enflame les deux choleres*, vous alleguez ce passage page 13. τοῖς σπληνικοῖς τὰ μὲν δριμέα καὶ τὰ μὲν πικρὰ ὠφέλιμα τὰ δὲ γλυκέα βλαβερὰ. Et vous aioutez du vôtre ; *dulcia enim calida sunt, calidus autem affectus apposito frigidorum vsu debellatur.*

* *Splenicis acria & amara conueniunt, dulcia verò nocent.*

Sans menti voila vne

Conſequence bien tirée; *les choſes acres & ameres ſont bonnes aux Rateleux, & les douces leur ſont mauuaiſes, donc la Melancholie eſt chaude & ſeche.*

En ce raiſonnement il y a deux notables fautes. La 1. conſiſte en ce que vous prenez les Rateleux & les Hypochondriaques pour vne meſme choſe; Et ce qui eſt dit des vns vous l'appliquez aux autres.

La ſeconde, en ce que vous croyez que les choſes picquantes & ameres ſont bonnes aux Rateleux, par ce qu'elles ſont froides, & que les douces leur ſont cõtraires, par ce qu'elles ſont chaudes.

Pour comprẽdre la premiere, il faut ſçauoir que le mot σπληνικὸς ſignifie en general tous ceux qui ſont malades de la ratte, & en particulier ceux deſquels la ratte eſt dure & bouchée. Cette derniere ſignification eſt plus propre & plus ordinaire dans les bons Auteurs;

Ainſi Galien voulãt traiter des remedes ſpleniques dit, *relictis iis quæ inflammato ſpleni commodant eorum tantum mentionem faciam, quæ viſceri indurato opitulantur, quod ipſum fecerunt qui ante me ſcripſerunt,* propriè eos ſplenicos appellãtes qui induratã ſplenis affectionem habent.* Il dit encor la meſme choſe ſur le Commẽtaire de cet Aphor. * ὁκόσοι σπληνώδεες, &c. Et Hollier σπληνώδεας *Hippocrati dicuntur quibus obduruit lien*; Et Sennertus duquel vous auez pris ce

* καὶ τοὺς ἰδίως σπληνικοὺς τοὺς ἐν σκιῤῥώδει διαθέσει, τὸν σπλῆνα ἔχοντας *lib. 9. de comp. med. ſecundum loca*

paſſage que nous examinons; *veteres eos* σπληνικοὺς *vocabant quibus lien ex humorum infarctu induruerat;*

Iugez à preſent vous meſme la difference qu'il y a entre les ſpleniques & les Hypochondriaques, ell'eſt telle que beaucoup d'Hypochondriaques ne ſont pas Rateleux, & au contraire, & par conſequent, quand vôtre paſſage diroit expreſſement que tous les ſpleniques ſont trauaillez d'vne intẽperie chaude & ſeche, cela ne concluëroit pas pour les autres dont la Maladie depent fort ſouuent d'autres cauſes que des affections de la Ratte.

La ſeconde faute eſt encor plus grande, & moins excuſable, Car tant s'en faut que les choſes piquantes, acres & ameres ſoient froides cõme vous dites qu'il eſt indubitable, qu'elles ſont plus chaudes que les douces, cela eſt exprés dans Galien au 4. des facultez des ſimples medicamens, οὐ θερμὸς μόνον* ἀλλὰ ϗ ξηρός ἐστι τὴν κρᾶσιν ὁ πικρὸς ἅπας χυμός. Et pour les acres & piquantes; τοὺς δὲ δριμεῖς ἅπαντας χυμοὺς ἄκρως θερμοὺς* χρὴ γινώσκειν ὄντας, &c

* *Non ſolum calidus, ſed & ſiccus eſt omnis ſuccus amarus.*

* *Scire oportet omnes ſuccos acres eſſe impenſe calidos.*

Il dit en vn autre endroit du meſme liure *que la chaleur eſt ſi manifeſte dans les choſes acres & ameres que perſonne n'en a douté* οὔτε τῶν παλαιῶν οὔτε τῶν νεωτέρων ἰατρῶν.

Or que vous ayez eſtimé que les choſes acres & ameres ſont froides, cela eſt clair, car en expliquant ces paroles τοῖς σπληνικοῖς, vous dites, *dulcia enim calida, calidus autem affectus apposito frigidorum vsu debellatur*; Comme ſi vous raiſonniez de la ſorte ; *les choſes douces ſont contraires aux Rateleux par ce qu'elles ſont chaudes, dulcia enim calida, & les ameres & piquantes leur ſont bonnes parce qu'elles ſont froides, calidus autem affectus frigidis debellatur.*

Aprenez donc que les choſes douces ne ſont pas en cet endroit oppoſees aux ameres à cauſe de leur temperament, car il eſt chaud aux vnes &

aux autres, mais à raiſon de leur ſubſtance, laquelle eſt gluante, groſſiere, & viſqueuſe dans les choſes douces; Et tout au contraire ell'eſt penetrante, ſubtile & aperitiue dans les choſes acres & ameres; De là vient que les douceurs nuiſent aux Rateleux, par-ce qu'elles bouchent la rate *dulce enim obſtruit & flatulentum eſt*; Et les choſes ameres leur profitent, d'autant que elles penetrent facilement & ſont

Meſué.

Lepionerā.

capables de couper & inciſer les humeurs groſſieresqui font l'obſtruction; C'eſt pour cela que Galien les appelle χρήσιμα τῷ σπλάγχνῳ πρὸς τὸ τέμνειν καὶ λεπλύνειν τοὺς παχεῖς καὶ γλίσκρους χυμοὺς Et Meſué *amarum ſiccat, apperit orificia vaſorum, &c.*

Concluons donc que vousn'auez pas entendu ce paſſage, que vous l'auez mal employé, & que s'il a quelque force c'eſt contre vous meſme; Car ſi les maladies ſe gueriſſent par leur contraire,

& si les choses ameres sont bonnes anx Hypochondriaques, il s'ensuit que leur maladie est froide, autrement elle ne seroit pas soulagée par les choses ameres qui sont chaudes, Ce n'est pas moy qui tire cette consequence, c'est vous mesme en ces termes, *calidus autem affectus apposito frigidorum vsu debellatur.*

I'ay si peur d'estre trop long, que ie ne veux pas m'arrester à vous reprendre de ce que vous écriuez δρυμέα pour δριμέα, σπλωνηκοῖς pour σπλωνικοῖς.

A la page 16. Vous rapportez deux passages, l'vn de Hollier, & l'autre tiré des Aphorismes d'Hippocrate; Le premier est tel, *timidum esse tristem sine furore, ridicula & falsa animo mouentem læsa imaginatrice, &c.* Sur ce passage ie remarque deux choses, La 1. qu'il est commun aux trois especes de Melancholie, encor que vous ne le donniez que comme particulier aux

Hypochondriaques. La ſeconde, que vous auez manqué de iugement de citer vn paſſage qui dit ſi expreſſement que l'Imagination eſt bleſſee dans cette maladie ; car puiſque vous auiez reſolu d'employer la troiſiéme partie de vôtre liure à prouuer qu'elle ne ſe peut tromper, il me ſemble que vous ne deuiez pas fournir au Sr. D. des armes pour vous combattre, ni lui produire vn Auteur qui parle ſi nettement pour lui.

Lautre paſſage vous eſt nõ ſeulemẽt inutile, mais contraire tout à fait, c'eſt l'Aphoriſme 23. du 6. liu. ἢν φόβος καὶ δυσθυμίη πολλὸν χρόνον διατελέη μελαγχολικὸν τὸ τοιοῦτον ; *ſi metus & moeſtitia longo tempore perſeuerent , ſignum eſt melancholicum.*

Ne vous mocquez vous pas du monde de produire ces paroles pour prouer que la Peur & la Triſteſſe *ſont ſignes manifeſtes d'vne cholere brûlée* ; Hippocrate decrit en ce lieu là les plus ordinaires ſymptômes de la Melancholie en general, mais il ne dit pas vn seul mot de chaleur, de bile, ni de brûlure; Au contraire la pluspart de ceux qui l'ōt interpreté demeurent d'accord que ces deux passions de l'Ame * sont plus souuent l'effet du froid que du chaud, si bien que s'il les faut prendre pour des signes, il est bien plus raisonnable de les rapporter à la froideur & noirceur du suc melancholique, qu'à la

* *La peur & la tristesse.*

chaleur & aduſtion de la Bile ; *Cauſa cur melancholici ſunt formidoloſi inde eſt petenda quod frigidi ſunt*. Et Ariſtote parlant de la Melancholie dit ψυχρολέρα μὲν γὰρ οὖσα τοῦ καιροῦ δυςθυμίας ποιεῖ ἀλόγους καὶ φόβους*, *quand cette humeur eſt froide elle cauſe la peur & la triſteſſe*.

Galien attribuë la peur des Melancholiques à la noirceur. Auerroes diſpute contre lui, & veut que ce Symptôme appartienne à la froideur du Suc melancholique; Ie ne

* *Multum refert quâ quiſque melancholiâ teneatur hūc enim feruens & accenſa, illum frigida occupat, hi ſunt triſtes & timidi, illi furētes. Fracaſtor.*

* *in problem.*

veux pas ici deduire les raiſons de l'vn ni de l'autre ; Il me ſuffit de vous faire remarquer qu'ils ont tous deux parlé contre vous ; N'importe lequel des deux gaigne ſa cauſe, vous ne laiſſez pas toûiours de la perdre, car il ſe trouuera par leurs raiſons que formellement & de ſoy la froideur oſte le courage & donne de la timidité à toutes ſortes de perſonnes, mais principalement aux Melancholiques, dans lesquels elle n'agît pas toute seule, mais concurremmẽt auec la noirceur de l'humeur, qui obscurcît les Esprits, & remplit le Cerueau de confusion, & de tenebres.

Que s'il arriue quelquefois que les Bilieux ou Atrabilaires souffrẽt ces Symptômes (c'est à dire la peur & la tristesse) ce n'est que par accident & à raison des epesses fumées & vapeurs noires qui abattent le courage

& forment des Phantô-mes hideux, car la Bile de ſoy eſtant brûlée eſt plus capable de faire les delires furieux & teme-raires, que des reſueries triſtes & timides, c'eſt le ſentiment de Galien en ces paroles ὁ ἕτερος χυμὸς τῆς με-λαίνης χολῆς ὁ κεκαυμένης τῆς ξανθῆς χολῆς γενόμενος τὰς θηριώδεις παραφρο-
3. de loc. σύνας ἀποτελεῖ.

Page 27. *Melancholia Cerebrum afficiens idiopathicè aut per ſympathiam.*

Iay fait voir au 3. point combien vous auez failly dans la diuiſion des

Eſpeces de Melancholie, cette marge vo⁹ rẽd tout a fait inexcuſable, car elle n'appartient pas ſeulement à la 3. Eſpece comme vous penſez, mais à toutes en general, puiſque vo⁹ ne pouuez parler d'aucune Melancholie qui ne donne au Cerueau *idiopathicè vel per ſympathiam*.

Il ſemble pourtant que vous auez ſenti cette faute, car pour la corriger en quelque façon, vous voulez qu'on liſe *protopa-*

thicè au lieu de *idiopathicè*; Le remede eſt pire que le mal, parce que *protopathicum non opponitur ſympathico, ſed deuteropathico*. D'ou ie conclu que pour bien deſigner la troiſiéme Eſpece qui vous reſtoit à vuider, vous deuiez mettre, *Melancholia Cerebrum afficiens idiopathicè*, ou bien *protopathicè aut deuteropathicè*, d'autant que ces deux derniers ſont eſpeces d'Idiopathie.

Ce qui vous a trompé c'eſt que vous auez creu

que *idiopathicum* & *protopathicum* n'estoit qu'vne méme chose, & cela ie le remarque encor en la page 30. ou vous dites, *in temperie idiopathicâ, seu protopathicâ.* En vn mot lisez comme vous voudrez, iamais vous ne trouuerez vôtre conte, car ces paroles, *idiopathice, ou protopathice*, iointes auec *per sympathiam* signifiront toûiours plus ou moins que la troisiéme Espece.

De hac ἰδιοσυγκρισίᾳ *vide Fernel. lib. 4. de feb. c. 2.*

Encor que Fernel ne parle point en ce chapitre *de idiosyncrasiâ* ; Ie ne vous accuse pourtãt pas tant d'auoir cité à faux, que d'auoir mal entendu cette diction, car il est éuident que vous la prenez à contre sens,& comme si elle signifioit le mouuement * particulier des humeurs qui font les fieures intermittentes; Sçachez donc qu'elle ne veut dire autre chose sinon vne certaine proprieté des corps & vne

* *Ie m'en rapporte à ceux qui voudront lire Fernel. en cet endroit, & vôtre liure.*

particuliere & indiuiduelle condition de leur temperament, * *corporum proprietas & peculiaris cuiuslibet natura*; Si vous m'en croyez vous écrirez vne autre fois ἰδιοσυγκρασία & nõ pas ἰδιοσυγκρισιη.

* *Gor. in med. definit.*

Page 52. *Sicut cum dormimus videmus in somnis plurima, nec imaginatio fallitur, &c.*

Autre margẽ tirée de Campan.

Vous citez Campanella comme s'il estoit de vôtre auis, *que l'Imagination ne se peut tromper ni estre blessee.*

Mais tant s'en faut

qu'il ſoit pour vous, qu'il vous eſt abſolument contraire ; Ie m'en rapporte à ces paroles, *fides iudicium*, * *diſcurſus & imaginatio immutantur & abeunt in falſas notitias* ; Vous nous voulez perſuader que cet Auteur ne croit pas que l'Imagination puiſſe faillir, & qu'il n'y a que le Iugement qui ſe trompe, Et cependant il dit clairement *que l'Imagination manque fort ſouuent, ſans que le Iugement ſoit de la partie* ; *quando videt aliquid repræ-*

6 Medit. c. 1. art. 2.

Ibidem.

ſentans quod non eſt, niſi accedat iudicium dicitur ſolius imaginationis vel ſenſus morbus; Et plus bas, *quando autem quis videt ante oculos vel intra Cerebrum vigilans facies diſtortas truncas, &c. nec credit eſſe res, ſed imagines iſte ſolâ imaginatione ſenſuque languet*; *Voila comme vo⁹ eſtes iudicieux ou fidelle dans vos citations.

* *Non autem iudicio.*

Il y a bien dauantage, car les paroles meſmes que vous rapportez vo⁹ condamnent, *nec mens huic errori ſubuenit*; Qui a til de plus clair? *la Raiſon manque parce qu'elle ne corrige pas l'erreur qui lui eſt preſentee; ce n'eſt donc pas elle qui fait la premiere faute, puis qu'elle manque à corriger celle qui eſt faite.*

Autre margê tirée d'Act.

Vous auez eſté bien plus fin dans la marge de la page 111. car au lieu qu'en cellecy vous auez fidellement rapporté ce qui faiſoit contre vous; dans l'autre vous auez couppé le Texte par la moitié, & apres auoir dit *Melancholica deliria multifor-*

mia sunt, vous en estes demeuré là de peur de vous faire tort par ces paroles qui suiuent , *ob peculiares corruptas imaginationes.*

Ce n'est pas l'intention d'Aetius,* de dire que la diuersité des Temperamens apporte de la difference dans les réueries des Melãcholiques, comme vous pretendez, mais seulement que les delires melancholiques sont aussi differens que leurs imaginations deprauées

En cet endroit.

ὑπούλοις *fallacibus* NOTEZ.

ſont differentes, Il y a dãs le Grec ταῖς κατὰ μέρος ὑπούλοις φαντασίαις *propter peculiares fallaces imaginationes.*

Autre marge priſe de Fernel.

Page 113. *Deliria inquit Hippocr. quæ cum riſu tutiora quàm quæ ſeriò, quia illa à ſanguinis exuperantiâ tantùm hæc quia ferocia à bilis ſunt acrimonia.* Fern. c. 2. *de part. morb.* lib. 1.

Vous citez ces paroles mal à propos, car Fernel ne parle pas en cet endroit de la Melancholie, mais ſeulement du delire qui ſuruient aux fiéures,

& duquel on peut tirer des coniectures pour fonder le pronoſtic de vie ou de mort dans les maladies aiguës ; Il compare le Delire ſimple auec la Phreneſie, & pour exclure la Manie ou Melancholie de ce qu'il dit, il aioute *atque hæ quidem deſipientiæ cum febre ſunt*, d'où ie tire cette conſequence que vous ne pouuez faire valoir ces paroles pour la Melancholie qu'il deffinit incontinent apres *vn delire ſans fieure.*

Mais ſoit, ie vous donne ce que vous voulez, & vous permets d'appliquer ces paroles aux Melancholiques , Vous ne faites en les produiſant que trauailler contre vous meſme , car s'il eſt parlé en cet endroit du mal dont nous diſputons , il eſt dit auſſi fort nettemẽt au meſme lieu, qu'il vient quelque fois par la ſeule abondance de ſang *à ſanguinis exuperantiâ tantùm* , Et par conſequent ce que vous auez soûtenu auec tant d'ardeur n'est pas vray, à sçauoir, *que la Melancholie vient toûiours de bile brûlee.*

Ainsi vous auez fait deux fautes en cette marge, La 1. de citer les paroles de Fernel contre son intention, La 2. de les auoir employées en vn sens contraire à vos principes, ce n'est pas seulement dans vos Marges que vous vous estes choqué de la sorte, vôtre Texte est plein de semblables contradictions, & si formelles que l'on diroit que c'est vn autre que vous qui a fait la fin de vôtre liure.

Par exemple. Vous dites dans la 110. page *que la Melancholie ne produit pas les mesmes effets dans vne femme pituiteuse, & vne sanguine, dans vne bilieuse & vne Melancholique*, Et vous ne vous souuenez pas que dés le commencement, vous auiez ietté ce fondement *que les Femmes ne sont point Melancholiques, par ce qu'elles ſont froides & humides*; Vous dites en vn lieu que les Femmes n'ont aucune diſpoſition à la Melancholie, parce qu'elles ſont pituiteuſes, & en l'autre, que cette maladie afflige toutes ſortes de Temperamens, & ne laiſſe pas de ſe loger dans vne complexion dans laquelle le Phlegme domine; N'eſt-ce pas proprem̃et ſouffler le chaud & le froid d'vne meſme bouche?

Si i'auois du temps ie

vous en rapporterois vne infinité d'autres, & vous ferois confesser, que ie n'ecri pas tant contre vous, que vous mesme; I'y trauailleray de bō cœur vne autre fois, au moins si vous m'en priez d'aussi bonne grace que vous m'auez desfié d'examiner vôtre liure.

Page 127. αἱ παραφροσύναι αἱ μὲν μετὰ γέλωτος γινόμεναι ἀσφαλέστεραι αἱ δὲ μετὰ σπουδῆς ἐπισφαλέστεραι Hippocr. 6. *Aphorism.* I'ay les mesmes choses à dire contre cette marge que

Παραφροσύνη *dicitur proprie de ijs delirijs*

contre la precedente, Elle n'a pas plus de force en Grec qu'en Latin, mais vous l'auez ſi mal écrite que i'ay eſté contraint de la mettre tout ainſi que vous l'auez miſe afin d'en faire mieux remarquer les fautes. I'ay bien leu fort ſouuent γέλωτος dans Hippocrate, mais pour γέλοπος ie ne ſçay quelle beſte c'eſt, Ne vo^9 en excuſez point ſur l'Imprimeur, car il eſt ainſi dans vôtre Exemplaire, & puis tout hom-

quæ accidunt ad tempus in vigoribus acceſsionum, vt interpretatur Galenus initio Prorrhet. Holler.

il y en a huit.

me qui croit (comme vous) que ἦλθες *signifie diable* , peut bien écrire γέλοπος pour γέλωτος. ἰδιοσυγκρισιῇ pour ἰδιοσυγκρασία, & en vn mot commettre les fautes qui sont dans toutes vos marges Greques sans exception.

Que si i'ay passé sous silence celles qui sont depuis la page 53 iusques à la VIII. ce n'est pas qu'il n'i ait beaucoup de choses à dire contre, mais vôtre discours estãt tout à fait hors de propos en cet endroit, i'ay iugé qu'il estoit inutile d'en examiner les marges ; C'est en cela à mon auis que vous auez autant failli que par tout ailleurs, car puisque vo⁹ écriuiez pour les R. de Loudun contre M. Duncan, vous ne deuiez pas de 130 pages que contient vôtre liure en employer 60. entieres à traitter des Questiōs inutiles, & qui ne les touchent pas dauantage que tout le reste du Monde.

FIN.

www.ingramcontent.com/pod-product-compliance
Ingram Content Group UK Ltd.
Pitfield, Milton Keynes, MK11 3LW, UK
UKHW020108200726
13856UKWH00002B/439

9 782013 537193